Erläuterungen zu den in das D.A.-B. 6 neu aufgenommenen Untersuchungsvorschriften

Von

Hermann Matthes

Vorstand des
Pharmazeutisch-chemischen Laboratorium
der Universität Königsberg

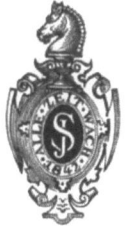

Springer-Verlag Berlin Heidelberg GmbH 1927

ISBN 978-3-662-39223-2 ISBN 978-3-662-40237-5 (eBook)
DOI 10.1007/978-3-662-40237-5

Sonderabdruck
aus Pharmazeutische Zeitung
1927 Nr. 58-62

Vorwort.

Die „Erläuterungen" wurden als lithographisch vervielfältigtes Manuskript gedruckt und waren zunächst nur dazu bestimmt, den Teilnehmern an dem im Oktober 1926 in dem Pharm.-chem. Laboratorium der Universität Königsberg abgehaltenen Einführungskursus das Eindringen in die Arbeitsvorschriften des D. A.-B. 6 zu erleichtern. Nach der kleinen Schrift fand aber eine so starke Nachfrage aus allen Teilen des Reiches statt, daß die Exemplare schnell vergriffen waren. Durch die Aufnahme der etwas erweiterten „Erläuterungen" in die „Pharmazeutische Zeitung" ist es möglich geworden, sie in Form eines Sonderabdruckes weiteren Kreisen zugänglich zu machen, wofür ich Herrn Schriftleiter Urban meinen verbindlichsten Dank ausspreche.

Vor allen Dingen habe ich aber die angenehme Pflicht, den Assistenten des Institutes, den Herrn Dr. Dr. Brause und Wallrabe, insbesondere Herrn Dr. P. Schütz, ohne deren tatkräftige und wirksame Hilfe es kaum möglich gewesen wäre, in der kurzen Zeit, die zwischen dem Erscheinen des D. A.-B. 6 und dem hiesigen Einführungskursus lag, die etwas kritisch gehaltenen „Erläuterungen" fertigzustellen, meinen herzlichsten Dank zu sagen.

Möge die kleine Schrift dazu beitragen, daß die Untersuchungsvorschriften des D. A.-B. 6 recht häufig von den praktischen Apothekern angewendet werden und mögen diese wieder zur Bekanntgabe ihrer praktischen Erfahrungen angeregt werden, damit die so wichtige Kritik der Praktiker, wie es in früheren Zeiten der Fall war, befruchtend auf die gesamte Pharmazie wirken kann.

H. Matthes.

Inhalt.

Seite

Allgemeine Methoden 7
Dichte 7
Veraschung von Drogen 9
Unverseifbare Anteile 9
Jodzahl 9
Alkoholzahl 10
Nachweis von Methylalkohol 11
Nachweis von Isopropylalkohol 11

Einzelmethoden 11
Acidum lacticum 11
Albargin 12
Ammonium bromatum 12
Argentum colloidale 13
Argentum nitricum 13
Argentum nitricum cum Kalio nitrico 13
Argentum proteinicum 13
Aspidinolfilicinum oleo solutum 13
Barium sulfuricum 14
Benzaldehydcyanhydrin 14
Bismutum bitannicum 14
Bismutum oxyjodogallicum 14
Bismutum tribromphenylicum 15
Bromural 15
Calcium glycerino-phosphoricum 15
Calcium lacticum 16
Cantharides 16
Carbo medicinalis 16
Cera alba 16
Chloramin 16
Coffeinum-Natrium benzoicum 17
Coffeinum-Natrium salicylicum 17
Cortex Chinae 17
Cortex Granati 17
Extractum Belladonnae 18
Extractum Chinae spirituosum 18
Extractum Ferri pomati 18
Extractum Filicis 18
Extractum Hyoscyami 18
Extractum Strychni 18
Extractum Chinae fluidum 19

	Seite
Extractum Hydrastis fluidum	19
Ferrum lacticum	19
Flores Cinae	19
Folia Belladonnae	19
Folia Hyoscyami	20
Formaldehyd solutus	20
Gelatina alba	20
Glandulae Thyreoideae siccatae	20
Hydrargyrum	21
Hydrargyrum oxycyanatum	21
Hydrargyrum praecipitatum album	22
Hydrargyrum salicylicum	24
Kalium bromatum	22
Kalium jodatum	22
Kalium sulfuguajacolicum (Thiokol)	23
Liquor Cresoli saponatus	24
Magnesium peroxydatum	24
Mel	24
Methylium salicylicum	24
Narcophin	25
Natrium acetylarsanilicum	25
Natrium bromatum	25
Natrium jodatum	26
Natrium kakodylicum	26
Natrium nitrosum	26
Nitroglycerinum solutum	26
Olea aetherea	27
Oleum Carvi	27
Oleum Caryophylli	27
Oleum Chenopodii anthelminthici	28
Oleum Citronellae	28
Oleum Menthae piperitae	29
Opium concentratum	29
Pastilli Hydrargyri bichlorati	29
Pastilli Hydrargyri oxycyanati	30
Phenolum liquefactum	30
Phosphorus solutus	31
Radix Ipecacuanhae	31
Rhizoma Filicis	31
Rhizoma Hydrastis	31
Secale cornutum	32
Semen Arecae	32
Semen Colchici	32
Semen Strophanthi	33
Semen Strychni	33
Sirupus Ferri oxydati	33
Spiritus Formicarum	33
Theobromino-natrium salicylicum	34
Tinctura Cantharidum	34
Tinctura Chinae	34

	Seite
Tinctura Chinae composita	34
Tinctura Colchici	34
Tinctura Ipecacuanhae	35
Tinctura Jodi	35
Tinctura Strophanthi	37
Tinctura Strychni	37
Reagenzien	37
Ammoniummolybdatlösung	37
Chloraminlösung	38
Natriumhypophosphitlösung	38
Natriumkobaltinitritlösung	38
Natriumsulfidlösung	38
Volumetrische Lösungen	38
Berechnung des Faktors von volumetrischen Lösungen	38
Normal-Kalilauge	39
$^1/_{10}$ n-Kaliumpermanganatlösung	39
$^1/_{10}$ n-Natriumarsenitlösung	39
$^1/_{10}$ n-Natriumthiosulfatlösung	39
Normal-Salzsäure	40
$^1/_{10}$ n-Salzsäure	40

Allgemeine Methoden.

Dichte.

An Stelle des „spezifischen Gewichtes" führt das D. A.-B. 6 den Ausdruck der „Dichte" ein.

Die im D. A.-B. 6, S. XXVIII angegebene Umrechnungsformel

$$d = \frac{m}{w} \cdot 0{,}99703 + 0{,}0012^{1})$$

ist der für die Temperatur von 20°, bei welcher die Dichtebestimmung auszuführen ist, geltende Spezialfall der allgemeinen Umrechnungsformel

$$d = \frac{m}{w}(Q - \lambda) + \lambda, \text{ worin bedeuten:}$$

d = gesuchte Dichte,
m = Gewicht der zu untersuchenden Flüssigkeit,
w = Gewicht eines gleichen Rauminhaltes Wasser,
Q = Dichte des Wassers, welches zur Beobachtung gedient hat,
λ = Dichte der Luft bezogen auf Wasser = 0,0012 (Mittelwert).

Setzt man aus der untenstehenden Tabelle für die Dichte des Wassers bei 20° den Wert 0,99823 und für λ den Wert 0,0012, so erhält man die Umrechnungsformel des D. A.-B. 6

$$d = \frac{m}{w}(0{,}99823 - 0{,}0012) + 0{,}0012$$

$$= \frac{m}{w} 0{,}99703 + 0{,}0012.$$

Dichte des Wassers zwischen 10° und 25°.

Temp.	Dichte	Temp.	Dichte
4	1,000 000	17	0,998 801
10	0,999 727	18	622
11	632	19	432
12	525	**20**	**230**
13	404	21	019
14	271	22	0,997 797
15	126	23	565
16	0,998 970	24	323
		25	071

---

[1] Aus der im D. A.-B. 6 gegebenen Erklärung für die Buchstaben m und w ist zu schließen, daß die Dichtbestimmung mit dem Pyknometer auszuführen ist.

Für die Bestimmung der Dichte einer Flüssigkeit bei einer anderen Temperatur als der Normaltemperatur von 20° hat man zur Berechnung das Gewicht des gleichen Volumens Wasser von derselben Temperatur festzustellen und dann für Q die Dichte dieses Wassers in die allgemeine Umrechnungsformel einzusetzen. Da jedoch die Volumenänderung des Pyknometers infolge der Ausdehnung des Glases, falls die Temperaturänderung sich in mäßigen Grenzen (ca. 17°—23°) bewegt, sehr gering ist, so kann man das für die zu untersuchende Flüssigkeit bei einer anderen als Normaltemperatur ermittelte Gewicht unbedenklich in die Gleichung des D. A.-B. 6 einsetzen, ohne einen wesentlichen Fehler befürchten zu müssen. Bei Flüssigkeiten mit einer verhältnismäßig hohen Dichte (größer als ca. 1,5) kann dieser Fehler allerdings auch schon das Resultat beeinflussen, trotzdem es nach dem D. A.-B. 6 nur auf drei Stellen angegeben wird.

Bei Bestimmung der Dichte mit der Mohrschen Wage, die nicht so genau ist wie die mit dem Pyknometer, entspricht die bei 20° vorzunehmende Ablesung an der Wage dem Quotient m/w. Zur Umrechnung dieser Zahl auf Wasser von 4° und den luftleeren Raum ist die Formel des D. A.-B. 6 zu verwenden, wobei vorausgesetzt ist, daß der Glaskörper mit den zugehörigen Reitern auf 20° geeicht ist, oder mit anderen Worten, daß der Glaskörper im Wasser von 20° den großen Reiter äquilibriert.

Auch mit dem bisher gebrauchten Glaskörper, der nach dem D. A.-B. 5 auf 15° geeicht war, und den hierzu gehörenden Reitern läßt sich die Dichte bestimmen, nur hat man dann in der allgemeinen Umrechnungsformel für Q die Dichte des Wassers von 15° einzusetzen. Diese lautet also für den auf 15° geeichten Glaskörper

$$d = \frac{m}{w} \cdot (0{,}999\,126 - 0{,}0012) + 0{,}0012$$

$$= \frac{m}{w} \cdot 0{,}997\,926 + 0{,}0012$$

(m/w = Ablesung an der Wage).

Sowohl bei Verwendung eines auf 20° bzw. 15° geeichten Glaskörpers kann die Temperatur der zu untersuchenden Flüssigkeit von 20° bzw. 15° um einige Grade differieren, da die Ausdehnung des Glaskörpers keinen wesentlichen Einfluß auf das Resultat hat, falls die Dichte der Flüssigkeit unter der Zahl 1,5 bleibt. Die immerhin umständliche Temperierung auf 20° bzw. 15° kann also meistens unterbleiben. Der nach der Umrechnung ermittelte Wert muß mit dem im D. A.-B. 6, Anlage 5 für die jeweilige Temperatur angegebenen übereinstimmen, es sei denn, daß auch bei 20° entsprechende Schwankungen gestattet sind. (Infolge der auf drei Stellen vorgenommenen Abrundungen kann allerdings bisweilen der errechnete Wert um 1 in der 3. Stelle von dem Werte des D. A.-B. 6 differieren).

Vergl. auch die Ausführungen über Begriff und Bestimmung der Dichte in Pharm. Ztg. 1926, S. 1118, 1233 u. 1284.

Veraschung von Drogen.

Durch das Veraschen unter Sandzusatz wird ein leichteres Verbrennen der Kohle erreicht, das gegebenenfalls noch durch Salpetersäure gefördert werden kann. Die hierbei entstehenden Nitrate werden durch Glühen mit Oxalsäure wieder in Karbonate übergeführt.

Der Nachteil dieser Methode beruht darin, daß man in dem Rückstand nicht mehr den säurelöslichen Anteil (Beimengungen von Sand) bestimmen kann.

Unverseifbare Anteile.

Da der Gehalt an unverseifbaren Stoffen bei den Fetten und Ölen nur gering ist und innerhalb enger Grenzen liegt, kann man durch Bestimmung des Unverseifbaren fremde Zusätze (Mineralöle) erkennen.

Sehr beachtenswert sind hierzu die Ausführungen in Biechele-Brieger, „Anleitung zur Prüfung der Arzneimittel des D. A.-B. 6", S. 35.

Jodzahl.

In das D. A.-B. 6 ist die Jodbromzahlbestimmung nach Winkler aufgenommen. Die Bestimmung beruht darauf, daß von dem in Tetrachlorkohlenstoff gelösten Fett Brom addiert wird, welches nach folgender Gleichung aus Kaliumbromat und Kaliumbromid in saurer Lösung erhalten wird:

$$KBrO_3 + 5\,KBr + 6\,HCl = 6\,KCl + HBrO_3 + 5\,HBr,$$
$$HBrO_3 + 5\,HBr = 6\,Br + 3\,H_2O.$$

Das nicht von dem Fett addierte Brom wird durch Zugabe einer bestimmten Menge ca. $1/2$ n-Arsenitlösung entfernt.

$$4\,Br + As_2O_3 + 2\,H_2O = 4\,HBr + As_2O_5.$$

Der Überschuß der Arsenitlösung wird durch Titration mit $1/10$ n-Kaliumbromatlösung ermittelt:

$$3\,As_2O_3 + 2\,KBrO_3 + 2\,HCl = 3\,As_2O_5 + 2\,HBr + 2\,KCl.$$

Zur Feststellung des Wirkungswertes der Arsenitlösung muß man sie gegen die $1/10$ n-Kaliumbromatlösung einstellen. Die Menge des von dem Fett addierten Broms ergibt sich aus der bei beiden Versuchen erhaltenen Differenz an verbrauchter $1/10$ n-Bromatlösung. 1 Br ist 1 J äquivalent. Zur Berechnung ist an Stelle von Br (79,9) das Atomgewicht von Jod (126,92) einzusetzen. Zum besseren Erkennen des Endpunktes der Titration wird bei ungünstiger Beleuchtung Indigokarminlösung als Indikator zugesetzt, deren Blaufärbung durch die geringsten Spuren freien Broms verschwindet.

Angenehmer arbeitet sich nach der Methode von Hanuš in folgender Weise:

Die genau gewogene Fettmenge wird in 15 ccm Chloroform gelöst. Man gibt zu der Lösung 25 ccm Jodbromlösung[2]) und läßt

---

[2]) Zur Herstellung der Jodbromlösung löst man 12,7 g Jod und 8 g (= 2,7 ccm) Brom in Eisessig zu 1 Liter.

15 Minuten — bei Leinöl und Lebertran 45 Minuten — unter öfterem Umschütteln vor Sonnenlicht geschützt stehen. Dann gibt man 1,5 g Jodkalium und unter Umschwenken 50 ccm Wasser hinzu und titriert mit $^1/_{10}$ n-Thiosulfatlösung unter starkem Umschütteln bis zur schwachvioletten Färbung des Chloroforms. Nach Zusatz von Stärkelösung wird die Titration zu Ende geführt.

— Gleichzeitig ist zur Feststellung des Wirkungswertes der Jodbromlösung ein blinder Versuch unter Verwendung der gleichen Reagentienmengen erforderlich.

Die Methode beruht darauf, daß durch die ungesättigten Fettsäuren Jodmonobromid addiert wird, das durch Einwirkung von Brom auf Jod in Eisessig erhalten wird. Zur Bestimmung des überschüssigen Jodmonobromids wird dieses mit Jodkalium im Sinne folgender Gleichung umgesetzt:

$$JBr + KJ = J_2 + KBr.$$

Das freigewordene Jod wird mit $^1/_{10}$ n-Thiosulfatlösung tritiert:

$$2\ J + 2\ Na_2S_2O_3 = 2\ NaJ + Na_2S_4O_6.$$

1 ccm $^1/_{10}$ n-Thiosulfatlösung = 0,012692 g Jod.

Berechnung: $\text{Jodzahl} = \dfrac{(a - b) \cdot 1{,}2692}{f}$

a = beim blinden Versuch verbrauchte ccm $^1/_{10}$ n-Thiosulfatlösung,
b = beim Hauptversuch verbrauchte ccm $^1/_{10}$ n-Thiosulfatlösung,
f = angewandte Öl- oder Fettmenge in g.

Anzuwenden sind:

0,6—0,7 g bei festen Fetten,
0,2—0,25 g bei Ölen mit Jodzahlen unter 120,
0,1—0,15 g bei Ölen mit Jodzahlen über 120.

Alkoholzahl.

Die Tinktur wird in dem vorgeschriebenen Apparat der Destillation unterworfen und das Destillat in einem graduierten Meßzylinder aufgefangen. Durch Zugabe von Kaliumkarbonat wird der Alkohol ausgesalzen. Es bilden sich drei Schichten, eine untere von festem Kaliumkarbonat, eine mittlere von gesättigter Pottaschelösung und eine obere Schicht von Alkoholhydrat, das die Zusammensetzung $4\ C_2H_5OH + H_2O$ (entsprechend 91,089 Gew.-Proz. oder 94,06 Vol.-Proz. Alkohol) hat. Je 1 ccm der mittleren Schicht enthält außerdem 0,00275 ccm Alkoholhydrat gelöst.

Aus dem Volumen der oberen Alkoholschicht und dem der gesättigten Kaliumkarbonatlösung läßt sich der Alkoholgehalt nach folgender Formel berechnen:

$$x = \frac{(V + v \cdot 0{,}00275)\ 1 - 0{,}001068\ (t - 15{,}6) \cdot 0{,}7936 \cdot 94{,}06}{w}.$$

Hierin bedeutet:

V = abgelesenes Volumen des Alkoholhydrates in ccm,
v = Volumen der gesättigten Pottaschelösung,
t = Temperatur,

w = Gewicht der angewandten Tinktur,
0,00275 = Löslichkeit des Alkoholhydrates in der gesättigten Pottaschelösung,
0,001068 = Ausdehnungskoeffizient des Alkoholhydrates,
0,7936 = spez. Gew. des Alkohols bei 15,6°,
94,06 = Vol.-Proz. Alkohol in der Alkoholhydratschicht.

Bei Anwendung von 10 g Tinktur und Innehaltung einer Temperatur von 20° geht bei Vernachlässigung des in der Pottasche gelösten Alkohols die Formel über in

$$x = V \cdot 7{,}43.$$

Vergl. auch J. Gadamer u. E. Neuhoff, Apoth.-Ztg. 1925, S. 936 und W. Peyer u. F. Diepenbrock, Apoth.-Ztg. 1926, S. 903.

Nachweis von Methylalkohol.

Methylalkohol wird mit Kaliumpermanganat in saurer Lösung zu Formaldehyd oxydiert, der mit Guajakolsulfosäure eine violette Färbung gibt. Zweckmäßig verwendet man an Stelle von Guajakol Kalium sulfoguajacolicum (0,04 g in 10 ccm Schwefelsäure gelöst), da freies Guajakol auch mit dem bei der Oxydation aus Äthylalkohol entstandenen Azetaldehyd eine ähnliche Farbreaktion gibt (H. Matthes, Pharm. Ztg. 1926, S. 1508).

Nachweis von Isopropylalkohol.*)

Isopropylalkohol wird mit Kaliumdichromat in saurer Lösung zu Azeton oxydiert und dieses mit Nitroprussidnatrium nachgewiesen.

Man mischt 20 ccm 1proz. Kaliumdichromatlösung mit 1 ccm Schwefelsäure und setzt 10 ccm der zu prüfenden Flüssigkeit, die von Azeton frei sein muß, hinzu. Unter Verwendung des bei der Bestimmung der Alkoholzahl vorgeschriebenen Aufsatzes destilliert man mit kleiner Flamme 3 ccm in ein Reagenzglas ab. Das Destillat wird auf eine Mischung, bestehend aus 2 ccm 5proz. Nitroprussidnatriumlösung, 2 ccm Ammoniakflüssigkeit (spez. Gew. 0,910) und 0,3 g Ammoniumchlorid, geschichtet. Ein purpurroter Ring an der Berührungszone zeigt Azeton und damit Isopropylalkohol an (nach Apoth.-Ztg. 1926, S. 928).

Einzelmethoden.

Acidum lacticum.

Die offizinelle Milchsäure ist ein Gemisch aus Milchsäure

$$(CH_3 . CHOH . COOH)$$

und Dilaktylmilchsäure

$$(CH_3 . CHOH . CO . O . CH . COOH).$$
$$CH_3$$

Durch die erste Titration mit Kalilauge wird der Gehalt an freier Milchsäure ermittelt:

---

*) D. A. B. 6 gibt eine Prüfung auf Isopropylalkohol nicht an.

$CH_3 \cdot CHOH \cdot COOH + KOH = CH_3 \cdot CHOH \cdot COOK + H_2O.$
1 KOH = 1 Milchsäure = 90,05,
1 ccm $^1/_{10}$ n-KOH = 0,0905 g Milchsäure.

Durch das folgende Erhitzen mit Kalilauge wird die Dilaktylmilchsäure in 2 Moleküle Milchsäure zerlegt:

$CH_3CHOH \cdot CO \cdot O \cdot CH \cdot COOH + 2 KOH = 2 CH_3 \cdot CHOH \cdot COOK + 2 H_2O.$
CH_3

Nachdem der Überschuß der Kalilauge mit $^1/_{10}$ n-Salzsäure zurücktitriert ist, werden nochmals 2 ccm $^1/_{10}$ n-Salzsäure hinzugefügt und die Mischung wird wiederum erwärmt, um die während des Erhitzens der alkalischen Lösung aufgenommene Kohlensäure, die bei der Titration einen Fehler bedingen würde, zu vertreiben. Der Überschuß an Salzsäure wird mit $^1/_{10}$ n-Kalilauge bestimmt. Der Gesamtgehalt an Milchsäure ergibt sich aus dem Gesamtverbrauch an $^1/_{10}$ n-Kalilauge vermindert um den Verbrauch an $^1/_{10}$ n-Salzsäure.

Albargin.

Die organische Substanz wird durch Permanganat in saurer Lösung zerstört und das Silber in Silbersulfat übergeführt. Der Überschuß an Permanganat wird durch Ferrosulfat entfernt und die Lösung mit $^1/_{10}$ n-Rhodanlösung titriert.

$$Ag_2SO_4 + 2 NH_4SCN = 2 AgSCN + (NH_4)_2SO_4.$$
1 NH_4SCN = 1 Ag = 107,88,
1 ccm $^1/_{10}$ n-Rhodanlösung = 0,010788 g Ag.

Die Zugabe des Permanganats muß in kleinen Anteilen unmittelbar nach dem Versetzen mit Schwefelsäure, solange die Lösung noch warm ist, erfolgen, weil sonst keine vollständige Zerstörung erzielt wird.

Ammonium bromatum.

Durch die Wertbestimmung werden Verunreinigungen durch Ammoniumchlorid, von dem ein Gehalt von 1,2 p. c. zugelassen ist, ermittelt.

Die Lösung von 0,4 g des Salzes wird mit $^1/_{10}$ n-Silbernitratlösung titriert gemäß folgenden Gleichungen:

$$NH_4Br + AgNO_3 = AgBr + NH_4NO_3,$$
$$NH_4Cl + AgNO_3 = AgCl + NH_4NO_3.$$
1 $AgNO_3$ = 1 NH_4Br = 97,96,
1 $AgNO_3$ = 1 NH_4Cl = 53,50,
1 ccm $^1/_{10}$ n-$AgNO_3$ = 0,009796 g Ammoniumbromid
$\phantom{1 ccm ^1/_{10} n-AgNO_3 }$ oder = 0,00535 g Ammoniumchlorid.

0,4 g reines Ammoniumbromid würden demnach erfordern 40,8 ccm $^1/_{10}$ n-Silbernitrat, und

0,4 g reines Ammoniumchlorid würden demnach erfordern 74,8 ccm $^1/_{10}$ n-Silbernitrat.

Ein Mehrverbrauch von 34 ccm $^1/_{10}$ n-Silbernitratlösung würde anzeigen, daß nicht Ammoniumbromid, sondern Ammoniumchlorid vorliegt. Verbraucht man mehr als 40,8 ccm $^1/_{10}$ n-Silbernitratlösung für 0,4 g des zu prüfenden Ammoniumbromids, so wird eine Verunreinigung mit Ammoniumchlorid angezeigt, und zwar entsprechen 0,34 ccm = 1 p. c. Ammoniumchlorid. Das Arzneibuch gestattet, für 0,4 g Ammoniumbromid 41,2 ccm $^1/_{10}$ n-Silbernitratlösung, also 0,4 ccm mehr. Das entspricht 1,2 p. c. Ammoniumchlorid.

Argentum colloidale.

Die organische Substanz wird durch Permanganat in schwefelsaurer Lösung zerstört und das Silber als Sulfat gelöst. Durch das Erhitzen der Flüssigkeit werden die in den Präparaten enthaltenen geringen Chlorsilbermengen ebenfalls in Silbersulfat übergeführt. Der Überschuß an Permanganat wird mit Ferrosulfat entfernt und das Silber durch Titration mit $^1/_{10}$ n-Rhodanlösung bestimmt.

$$Ag_2SO_4 + 2\,NH_4SCN = 2\,AgSCN + (NH_4)_2SO_4.$$
1 NH_4SCN = 1 Ag = 107,88,
1 ccm $^1/_{10}$ n-Rhodanlösung = 0,010788 g Ag.

Über die Zugabe des Permanganats vgl. „Albargin".

Argentum nitricum.

Das Silbernitrat wird in salpetersaurer Lösung mit $^1/_{10}$ n-Rhodanlösung unter Verwendung von Ferriammoniumsulfat als Indikator titriert:

$$AgNO_3 + NH_4SCN = AgSCN + NH_4NO_3.$$
1 NH_4SCN = 1 $AgNO_3$ = 169,89,
1 ccm $^1/_{10}$ n-Rhodanlösung = 0,016989 g $AgNO_3$.

Argentum nitricum cum Kalio nitrico.

Gehaltsbestimmung wie bei Argent. nitric.

Argentum proteinicum.

Die organische Substanz wird durch Permanganat in schwefelsaurer Lösung zerstört und das Silber dadurch in Silbersulfat übergeführt. Der Überschuß an Permanganat wird mit Ferrosulfat entfernt und der Gehalt an Silber durch Titration mit $^1/_{10}$ n-Rhodanlösung bestimmt.

$$Ag_2SO_4 + 2\,NH_4SCN = 2\,AgSCN + (NH_4)_2SO_4.$$
1 NH_4SCN = 1 Ag = 107,88,
1 ccm $^1/_{10}$ n-Rhodanlösung = 0,010788 g Ag.

Es empfiehlt sich, das Albumosesilber auf einem Uhrglas abzuwägen und wie sonst üblich auf das zum Lösen bestimmte Wasser aufzustreuen.

Über den Zusatz des Permanganats vgl. „Albargin".

Aspidinofilicinum oleo solutum.

Das zu bestimmende Aspidinolfilizin geht mit dem Bariumhydroxyd eine wasserlösliche Verbindung ein, während das Öl in den Äther übergeht und von der wässerigen Flüssigkeit abgetrennt wird. Aus der Bariumverbindung wird das Aspidinolfilizin mit Salzsäure freigemacht, mit Äther ausgeschüttelt und nach dem Abdestillieren des Lösungsmittels gewogen.

Das vom Arzneibuch zugelassene Mindestgewicht von 0,4 g Rohfilizin würde nur einem Gehalt von etwa 9 p. c. entsprechen.

Barium sulfuricum.

Das Bariumsulfat ist wegen der innerlichen Verwendung als Röntgenkontrastmittel auf etwaigen Gehalt an löslichen Bariumsalzen und anderen Verunreinigungen wie auch auf den Feinheitsgrad (Absetzprobe) sorgfältig zu prüfen.

Benzaldehydcyanhydrin.

$$C_6H_5 \cdot C{\overset{H}{\underset{CN}{-}}}OH$$

Durch den Zusatz von Ammoniak wird das Benzaldehydcyanhydrin zerlegt in Benzaldehyd und Zyanammonium:

$$C_6H_5CHO \cdot HCN + NH_3 = C_6H_5CHO + NH_4CN.$$

Das Zyanammonium setzt sich bei der Titration mit Silbernitratlösung in ammoniakalischer Lösung nach folgender Gleichung zu löslichem Zyansilber-Zyanammonium um.

$$2\,NH_4CN + AgNO_3 = AgCN \cdot NH_4CN + NH_4NO_3.$$

Nachdem alles Zyanammonium in Form von Zyansilber-Zyanammonium an Silber gebunden ist, bewirkt der nächste Tropfen zugesetzter Silbernitratlösung eine Trübung der klaren Flüssigkeit unter nach Maßgabe des Silbernitratzusatzes fortschreitender Zerlegung des Doppelsalzes und Abscheidung von Zyansilber.

$$AgCN \cdot NH_4CN + AgNO_3 = 2\,AgCN + NH_4NO_3.$$

Um die Trübung deutlicher zu machen, wird Jodkalium zugesetzt, es bildet sich dann statt Zyansilber Jodsilber.

$1\,AgNO_3 = 2\,NH_4CN = 2\,C_6H_5CHO \cdot HCN = 266,12$,
$1\,ccm\ ^1/_{10}$ n-Silbernitratlösung $= 0,026612$ g Benzaldehydcyanhydrin.

Bismutum bitannicum.

Die organische Substanz wird durch Veraschen zerstört und das Wismut nach dem Abrauchen mit Salpetersäure durch Glühen in Wismutoxyd übergeführt. Hier — wie bei den anderen Wismutverbindungen — ist genaues Abwägen der Substanz erforderlich.

Bismutum oxyjodogallicum.

Das organisch gebundene Jod wird durch Erhitzen mit einer bekannten Menge Silbernitratlösung in salpetersaurer Lösung in unlösliches Jodsilber übergeführt.

$$R \cdot J + AgNO_3 \longrightarrow AgJ.$$

Die hierbei entstandene salpetrige Säure wird mit Permanganat oxydiert und dessen Überschuß mit Ferrosulfat entfernt. Durch Titration der überschüssigen, nicht vom Jod verbrauchten $^1/_{10}$ n-Silbernitratlösung mit $^1/_{10}$ n-Rhodanlösung wird die Menge des an Silber gebundenen Jods ermittelt:

$$AgNO_3 + NH_4SCN = AgSCN + NH_4NO_3.$$
1 $AgNO_3$ = 1 J = 126,92,
1 ccm $^1/_{10}$ n-Silbernitratlösung = 0,012692 g Jod.

Bismutum tribromphenylicum.

Die Gehaltsbestimmung durch einfaches Glühen ist infolge der Flüchtigkeit des entstehenden Wismuttribromids in diesem Falle nicht angängig.

Durch den Salpetersäurezusatz wird das Xeroform in Tribromphenol, das in Äther löslich ist, und in Wismutoxyd, das mit der Säure Wismutnitrat bildet, zerlegt. Das Wismutnitrat wird durch Glühen in Wismutoxyd übergeführt.

Bromural.

Durch Kochen mit Kalilauge wird das organisch gebundene Brom in Kaliumbromid übergeführt. Nach dem Ansäuern mit Salpetersäure wird das Bromid mit einer bekannten Menge $^1/_{10}$ n-Silbernitratlösung als Bromsilber ausgefällt und der Überschuß an Silber mit $^1/_{10}$ n-Rhodanlösung zurücktitriert.

$$KBr + AgNO_3 = AgBr + KNO_3,$$
$$AgNO_3 + NH_4SCN = AgSCN + NH_4NO_3.$$
1 $AgNO_3$ = 1 Br = 79,92,
1 ccm $^1/_{10}$ n-Silbernitratlösung = 0,007992 g Brom.

Calcium glycerino-phosphoricum.

Im glyzerinphosphorsauren Kalzium liegt das Kalzium als sekundäres Phosphat vor, das gegen Methylorange alkalisch reagiert. Durch Titration mit Salzsäure wird es in primäres Phosphat, das gegen Methylorange neutral reagiert, übergeführt.

2 $[CH_2(OH) \cdot CH(OH) \cdot CH_2(OPO_3Ca)]$ + 2 HCl
= $[CH_2(OH) \cdot CH(OH) \cdot CH_2(OPO_3H)]_2Ca + CaCl_2.$

Das primäre Phosphat reagiert gegenüber Phenolphthalein sauer und man titriert nun mit n-Kalilauge bis zur Bildung von sekundärem Phosphat, das gegen Phenolphthalein alkalisch reagiert, zurück.

$[CH_2(OH) \cdot CH(OH) \cdot CH_2(OPO_3H)]_2Ca$ + 2 NaOH
= $CH_2(OH) \cdot CH(OH) \cdot CH_2(OPO_3Ca) + CH_2(OH) \cdot CH(OH)$
$\cdot CH_2(OPO_3Na_2)$
1 HCl = 1 Ca = 1 glyzerinphosphorsaures Kalzium = 246,2,
1 ccm n-Salzsäure = 0,21017 g glyzerinphosphorsaures Kalzium (wasserfrei).

Der Verbrauch gleicher Mengen Salzsäure und Kalilauge schließt die Verunreinigung mit fremden alkalisch reagierenden Stoffen aus.

Calcium lacticum.

Das Kalziumlaktat wird durch Glühen in Kalziumkarbonat bezw. Kalziumoxyd übergeführt, das in einem gemessenen Überschuß n-Salzsäure gelöst wird. Der Überschuß der Salzsäure wird mit n-Kalilauge zurücktitriert.

$$CaO + 2\ HCl = CaCl_2 + H_2O.$$
1 HCl = ½ Ca = 20,035,
1 ccm n-Salzsäure = 0,020035 g Kalzium = 0,15411 g Kalziumlaktat.

Cantharides.

$$\begin{array}{c} H \quad CH_3 \\ H_2 \diagup \diagdown \diagup O \\ | \quad | \quad \| \\ | \quad O \quad O \\ H_2 \diagdown | \diagup \diagdown O \\ H \quad CH_3 \end{array}$$

Kantharidin
Zyklohexanfuranring

Das Kantharidin ist in den spanischen Fliegen sowohl frei als auch an Kalium gebunden enthalten. Das Arzneibuch läßt den Gesamtgehalt bestimmen, nachdem durch Salzsäurezusatz das gebundene Kantharidin freigemacht ist. Das Kantharidin wird mit Chloroformäther ausgeschüttelt und nach dem Verdampfen des Lösungsmittels mit Petroleumbenzin, in dem Kantharidin unlöslich ist, von den Fettstoffen befreit. Der Rückstand wird wegen der Flüchtigkeit des Kantharidins im Exsikkator getrocknet und dann gewogen.

Carbo medicinalis.

Da das Adsorbtionsvermögen einer Kohle gegenüber verschiedenen Adsorbenden erheblich schwankt, läßt das Arzneibuch die Adsorbtionsfähigkeit prüfen mit:

a) Methylenblaulösung,
b) Sublimatlösung (cfr. Past. Hydrarg. bichlor.)

Näheres ,,Über die Adsorption aus Lösungen und die Bewertung der in der Therapie benutzten Adsorbentien" bei Th. Sabalitschka und W. Erdmann, Pharm. Ztg. 1926, S. 374.

Cera alba.

Neu ist bei der Bestimmung der Verseifungszahl der Zusatz von Xylol, das infolge seines höheren Siedepunktes eine leichtere Verseifung ermöglicht.

Chloramin.

Chloramin gibt mit Salzsäure unterchlorige Säure, die mit mehr Salzsäure Chlor entwickelt. Dieses macht aus dem Jodkalium eine äquivalente Menge Jod frei, das mit $^1/_{10}$ n-Thiosulfatlösung titriert wird.

$$C_6H_4{<}{}^{CH_3}_{SO_2N{<}{}^{Na}_{Cl}} + H_2O + HCl = C_6H_4{<}{}^{CH_3}_{SO_2NH_2} + NaCl + HOCl$$
$$HOCl + HCl = H_2O + Cl_2,$$
$$2 KJ + Cl_2 = 2 KCl + J_2,$$
$$2 J + 2 Na_2S_2O_3 = 2 NaJ + Na_2S_4O_6.$$

1 Thiosulfat = 1 J = ½ Chloramin = 140,82,
1 ccm $^1/_{10}$ n-Thiosulfatlösung = 0,014082 g Chloramin.

Coffeinum-Natrium benzoicum.

Das Koffein wird dem Salz durch Ausschütteln mit Chloroform entzogen und nach dem Verdunsten des Lösungsmittels zur Wägung gebracht. Der Zusatz von Natronlauge, der **nach** dem Versetzen mit Chloroform erfolgen muß, erleichtert das Ausschütteln. Durch den Traganth wird das Wasser gebunden und ein müheloses Abgießen der Chloroformlösung ermöglicht. (Lehmann u. Müller, Ap.-Ztg. 1911, S. 647.)

Coffeinum-Natrium salicylicum.

Gehaltsbestimmung wie bei Coff.-Natr. benzoic.

Cortex Chinae.

Die Alkaloide werden der Rinde durch Erhitzen mit verdünnter Salzsäure entzogen und nach Zusatz von Natronlauge mit einem Chloroform-Äthergemisch ausgeschüttelt. Durch den Traganthzusatz[3]) wird eine leichtere Trennung der wässerigen von der ätherischen Schicht erzielt. Die Chloroform-Ätherlösung wird zur Entfernung von etwa vorhandenen fremden flüchtigen basischen Stoffen eingedampft, der aus den Alkaloiden bestehende Rückstand in Alkohol und Wasser gelöst und mit $^1/_{10}$ n-Salzsäure titriert. Bei der Berechnung wird angenommen, daß gleiche Moleküle Chinin (Mol.-Gew. 324,2) und Cinchonin (Mol.-Gew. 294,2) vorhanden sind, so daß sich aus ½ (324,2 + 294,2) = 309,2 für 1 ccm $^1/_{10}$ n-Salzsäure = 0,03092 g Alkaloide ergeben.

Cortex Granati.

Die Alkaloide werden der Rinde nach Zusatz von Natronlauge, von der in diesem Falle ein erheblicher Überschuß erforderlich ist, mit Äther entzogen. Die von der wässerigen Flüssigkeit abgetrennte Ätherlösung wird durch geringen Wasserzusatz geklärt und dieses an Natriumsulfat gebunden. Der Äther wird wegen der Flüchtigkeit der vorliegenden Alkaloide bei gewöhnlicher Temperatur zur Hälfte verdunstet, und erst nachdem die Alkaloide durch Zusatz von $^1/_{10}$ n-Salzsäure gebunden sind, ganz abdestilliert. Durch Rücktitration mit $^1/_{10}$ n-Kalilauge wird die Anzahl der zur Sättigung der vorhandenen Alkaloide verbrauchten ccm $^1/_{10}$ n-Salzsäure ermittelt. Für die Berechnung ist als mittleres Molekulargewicht der Alkaloide die Zahl 147,5 zugrunde gelegt unter der Annahme, daß sie sich aus gleichen Teilen

---

[3]) Schon von N. R u s t i n g (Pharm. Zentralhalle 1898, S. 603) empfohlen.

Pelletierin 141
Pseudopelletierin 153
Isopelletierin 141
Methylpelletierin . . . . . 155 zusammensetzen.

S. 590 : 4 = 147,5.
1 ccm $^1/_{10}$ n-Salzsäure = 0,01475 g Alkaloide.

Extractum Belladonnae.

Der wässerigen Extraktlösung wird das durch Ammoniakzusatz in Freiheit gesetzte Hyoszyamin mit Äther entzogen. Die Ätherlösung wird mit Traganth geklärt, das nach dem Verdunsten des Äthers zurückbleibende Alkaloid in Alkohol gelöst und mit überschüssiger $^1/_{10}$ n-Salzsäure versetzt. Durch Rücktitration mit $^1/_{10}$ n-Kalilauge wird die Menge der zur Neutralisation des Alkaloids verbrauchten Salzsäure bestimmt. 1 ccm $^1/_{10}$ n-Salzsäure = 0,02892 g Hyoszyamin.

Extractum Chinae spirituosum.

Gehaltsbestimmung wie bei Cortex Chinae.

Extractum Ferri pomati.

Die organische Substanz wird mit Wasserstoffsuperoxyd zerstört. Der Überschuß an Wasserstoffsuperoxyd wird durch Kaliumpermanganat entfernt. Das jetzt als Ferrisulfat vorliegende Eisen macht aus dem zugesetzten Jodkalium eine äquivalente Menge Jod frei, die durch Titration mit $^1/_{10}$ n-Thiosulfatlösung bestimmt wird.

$$Fe_2(SO_4)_3 + 2\,KJ \longrightarrow K_2SO_4 + 2\,FeSO_4 + 2\,J,$$
$$2\,Na_2S_2O_3 + 2\,J = Na_2S_4O_6 + 2\,NaJ.$$

1 Thiosulfat = 1 J = 1 Fe = 55,84,
1 ccm $^1/_{10}$ n-Thiosulfatlösung = 0,005584 g Eisen.

Extractum Filicis.

Durch das Bariumhydroxyd wird das Aspidinolfilizin in eine wasserlösliche Verbindung übergeführt, während Fett, Harz, Chlorophyll usw. in den Äther übergehen und von der wässerigen Schicht abgetrennt werden. Aus der Bariumverbindung wird das Filizin durch Salzsäure freigemacht, mit Äther ausgeschüttelt und nach dem Abdestillieren des Lösungsmittels gewogen.

Vgl. hierzu Jahresbericht von Caesar und Loretz 1926, S. 20, G. Brümming, Ap.-Ztg 1927, S. 859 und G. Frerichs, Ap.-Ztg. 1927, S. 940.

Extractum Hyoscyami.

Gehaltsbestimmung wie bei Extractum Belladonnae.

Extractum Strychni.

Die Alkaloide werden aus der schwefelsauren Lösung mit Soda-Natronlauge freigemacht und mit Äther-Chloroform ausgeschüttelt. Nach Zusatz von Traganth wird die wässerige Schicht abgetrennt und die Alkaloidlösung zur Entfernung fremder flüchtiger basischer Bestandteile eingedampft. Der Rückstand wird in überschüssiger $^1/_{10}$ n-Salzsäure gelöst und der Überschuß an Salzsäure mit $^1/_{10}$ n-Kalilauge zurücktitriert.

Bei der Berechnung ist das mittlere Molekulargewicht von Bruzin und Strychnin mit 364,2 zugrunde gelegt.
1 ccm $^1/_{10}$ n-Salzsäure = 0,03642 g Alkaloide.

Extractum Chinae fluidum.

Die Alkaloide werden durch Kalilauge freigemacht und mit Chloroformäther ausgeschüttelt.

Weitere Behandlung wie bei Cortex Chinae.

Extractum Hydrastis fluidum.

Gehaltsbestimmung wie bei Rhiz. Hydrastis nach vorheriger Reinigung und Klärung der salzsauren Lösung mit Talk.

Ferrum lacticum.

Die organische Substanz wird mit Wasserstoffsuperoxyd zerstört und der Überschuß durch Kochen entfernt. Das nunmehr als Ferrisulfat vorliegende Eisen macht aus dem zugesetzten Jodkalium eine äquivalente Menge Jod frei, die durch Titration mit $^1/_{10}$ n-Thiosulfatlösung bestimmt wird.

$$Fe_2(SO_4)_3 + 2\,KJ \longrightarrow K_2SO_4 + 2\,FeSO_4 + 2\,J,$$
$$2\,Na_2S_2O_3 + 2\,J = Na_2S_4O_6 + 2\,NaJ.$$

1 Thiosulfat = 1 J = 1 Fe = 55,84,
1 ccm $^1/_{10}$ n-Thiosulfatlösung = 0,005584 g Eisen.

Flores Cinae.

Santonin

Das Santonin wird der Droge durch Benzol entzogen. Der nach dem Verdunsten des Lösungsmittels verbleibende Rückstand wird mit heißem 15proz. Alkohol extrahiert, in dem Santonin löslich ist, während Harze und andere Extraktivstoffe zurückbleiben. Durch Zusatz von Ton wird die Lösung geklärt. Beim Erkalten der alkoholischen Lösung scheidet sich das Santonin aus, wird abfiltriert und nach dem Trocknen gewogen. Für das in dem Alkohol gelöst bleibende Santonin, dessen Gewicht 0,04 g beträgt, wird durch Addition dieser Zahl zur Menge des gewogenen Santonins eine Korrektur vorgenommen.

Folia Belladonnae.

Das Alkaloid wird durch Ammoniak freigemacht und mit Äther ausgeschüttelt. Die Ätherlösung wird durch Talkzusatz geklärt und ihr durch Ausschütteln mit einer bestimmten Menge

$^1/_{10}$ n-Salzsäure wieder das Alkaloid entzogen. Der Überschuß an Salzsäure wird mit $^1/_{10}$ n-Kalilauge zurücktitriert und aus dem Salzsäureverbrauch der Alkaloidgehalt berechnet.
1 ccm $^1/_{10}$ n-Salzsäure = 0,02892 g Hyoszyamin.

Folia Hyoscyami.

Gehaltsbestimmung wie bei Folia Belladonnae.

Formaldehyd solutus.

Formaldehyd wird von Jod in alkalischer Lösung zu Ameisensäure oxydiert unter gleichzeitiger Reduktion des Jodes zu Jodid:

$$2 J + 2 KOH = KOJ + KJ + H_2O,$$
$$HCHO + KOJ + KOH = HCOOK + KJ + H_2O.$$

Das nicht zur Oxydation verbrauchte Jod wird nach dem Ansäuern der Lösung mit Schwefelsäure durch Titration mit $^1/_{10}$ n-Thiosulfatlösung bestimmt.
1 J = ½ HCHO = 15,01,
1 ccm $^1/_{10}$ n-Jodlösung = 0,001501 g Formaldehyd.

Gelatina alba.

Prüfung auf schweflige Säure: Nach dem Lösen der Gelatine wird die vorhandene schweflige Säure mit Phosphorsäure, die nicht koagulierend wirkt und nicht flüchtig ist, freigemacht und abdestilliert, wobei zur Verhütung einer Oxydation durch den Luftsauerstoff Kohlendioxyd durch die Apparatur geleitet wird. Das Destillat wird in Jodlösung aufgefangen, von der die schweflige Säure zu Schwefelsäure oxydiert wird. Nach beendeter Destillation wird der Jodüberschuß durch Kochen entfernt und 0,8 ccm Bariumnitratlösung zugesetzt, wodurch sämtliche Schwefelsäure ausgefällt werden muß. 0,8 ccm Bariumnitratlösung (1 : 20) enthalten 0,04168 g Bariumnitrat.

Nach $Ba(NO_3)_2 + H_2SO_4 = BaSO_4 + 2 HNO_3$ entspricht 1 Mol. Bariumnitrat (Mol.-Gew. 261,4) = 1 Mol. Schwefelsäure = 1 Mol. schweflige Säure (Mol.-Gew. 64,06); 0,04168 g Bariumnitrat demnach 0,0102 g schweflige Säure, die in 20 g Gelatine enthalten sein dürfen. Es ist also ein Gehalt bis rund 0,05 p. c. schweflige Säure zulässig.

Glandulae Thyreoideae siccatae.

Durch das Schmelzen mit dem Pottasche-Soda-Salpetergemisch wird das organisch gebundene Jod mineralisiert und liegt nun als Jodid vor. Die Lösung der Schmelze wird mit Permanganat gekocht, wodurch das Jodid in Jodat übergeführt wird:

$$KJ + 2 KMnO_4 \rightarrow KJO_3 + K_2O + 2 MnO_2.$$

Nach dem Ansäuern mit Schwefelsäure wird die Lösung nochmals ½ Stunde gekocht, um die bei der vorhergehenden Oxydation entstandenen Nitrite und Zyanide zu entfernen. Die Lösung wird wiederum alkalisch gemacht und nach Alkoholzusatz nochmals gekocht. Das überschüssige Permanganat wird dadurch zerstört, während Jodat nicht angegriffen wird. Durch Filtration werden die Manganoxyde entfernt[4]), die Lösung angesäuert und mit Jodkalium versetzt. Das freigewordene Jod wird mit $1/10$ n-Thiosulfatlösung titriert.

$$KJO_3 + 5 KJ + 3 H_2SO_4 = 3 K_2SO_4 + HJO_3 + 5 HJ,$$
$$HJO_3 + 5 HJ = 6 J + 3 H_2O,$$
$$6 J + 6 Na_2S_2O_3 = 6 NaJ + 3 Na_2S_4O_6.$$
$$1 \text{ Thiosulfat} = 1 J = \frac{KJO_3}{6}.$$

Da 1 KJO_3 durch Oxydation aus 1 J entstanden ist, so entspricht in diesem Falle 1 Thiosulfat = $\frac{J}{6}$ = 21,15,

1 ccm $1/10$ n-Thiosulfatlösung demnach 0,002115 g Jod.

Eine eventuell vor Ablauf von 3 Minuten eintretende Blaufärbung wird durch nicht zerstörtes Nitrit verursacht.

Hydrargyrum.

Das Quecksilber wird in Salpetersäure zu Merkurinitrat gelöst:
$$3 Hg + 8 HNO_3 = 3 Hg (NO_3)_2 + 2 NO + 4 H_2O.$$

Die hierbei entstandene salpetrige Säure und ev. Merkuronitrat werden mit Permanganat oxydiert und der Überschuß hiervon mit Ferrosulfat entfernt. Das Quecksilber wird dann durch Titration mit $1/10$ n-Rhodanlösung bestimmt.

$$Hg (NO_3)_2 + 2 NH_4SCN = Hg(SCN)_2 + 2 NH_4NO_3.$$
1 Rhodan = ½ Hg = 100,3,
1 ccm $1/10$ n-Rhodanlösung = 0,01003 g Quecksilber.
Indikator: Ferriammoniumsulfat.

Hydrargyrum oxycyanatum.

Zur Gehaltsbestimmung wird Quecksilberoxyzyanid unter Natriumchloridzusatz gelöst und mit Methylorange als Indikator mit 1 n-Salzsäure titriert. Hierdurch wird das vorhandene Quecksilberoxyd bestimmt nach der Gleichung:

$$Hg(CN)_2 \cdot HgO + 2 HCl = Hg(CN)_2 \cdot HgCl_2 + H_2O.$$
1 HCl = ½ HgO = 108,3, oder = ½ $Hg(CN)_2 \cdot HgO$ = 234,6,
1 ccm n-Salzsäure = 0,1083 g Quecksilberoxyd
oder = 0,2346 g Quecksilberoxyzyanid.

Die neutrale Lösung wird nach Jodkaliumzusatz wieder mit n-Salzsäure bis zum Farbumschlag titriert. Es finden folgende Umsetzungen statt:

I. $HgCl_2 + 4 KJ = 2 KCl + K_2HgJ_4$,
II. $Hg(CN)_2 + 4 KJ = 2 KCN + K_2HgJ_4$,
   $2 KCN + 2 HCl = 2 HCN + 2 KCl.$

---

[4]) Das Filtrat muß völlig farblos sein, anderenfalls sind noch einige Tropfen Alkohol zuzusetzen und wiederum zu kochen.

Diese Titration ergibt den Gehalt an Gesamt-Quecksilberzyanid.
1 HCl = ½ Hg(CN)$_2$ = 126,3,
1 ccm n-Salzsäure = 0,1263 g Quecksilberzyanid.

Hydrargyrum praecipitatum album.

Quecksilberpräzipitat reagiert mit Jodkalium unter Bildung von Quecksilberjodidjodkalium und unter Freiwerden von Ammoniak und Kaliumhydroxyd, die durch Titration mit $^1/_{10}$ n-Salzsäure bestimmt werden:
HgNH$_2$Cl + 4 KJ + H$_2$O = K$_2$HgJ$_4$ + NH$_3$ + KOH + KCl,
NH$_3$ + KOH + 2 HCl = NH$_4$Cl + KCl + H$_2$O.
Nach den vorstehenden Gleichungen entsprechen demnach
2 HCl = 1 NH$_3$ + 1 KOH = 1 HgNH$_2$Cl,
1 HCl demnach = ½ HgNH$_2$Cl = 126,05,
1 ccm $^1/_{10}$ n-Salzsäure = 0,012605 g Quecksilberpräzipitat.

Hydrargyrum salicylicum.

Die Substanz wird mit Hilfe von Natriumkarbonat gelöst und nach Schwefelsäurezusatz mit Permanganat mineralisiert. Das Quecksilber liegt dann als Sulfat vor. Der Überschuß an Permanganat und das durch Reduktion entstandene Mangandioxyd werden durch Wasserstoffsuperoxyd entfernt, das wiederum durch Permanganatlösung zersetzt wird. Das überschüssige Permanganat wird mit Ferrosulfat beseitigt und nunmehr das Quecksilbersulfat mit $^1/_{10}$ n-Rhodanlösung titriert.
HgSO$_4$ + 2 NH$_4$SCN = Hg(SCN)$_2$ + (NH$_4$)$_2$SO$_4$
1 Rhodan = ½ Hg = 100,3 oder = ½ C$_7$H$_4$HgO$_3$ = 168,3,
1 ccm $^1/_{10}$ n-Rhodanlösung = 0,01003 g Quecksilber
oder = 0,01683 g Quecksilbersalizylat.

Kalium bromatum.

Wertbestimmung wie bei Ammonium bromatum.
KBr + AgNO$_3$ = AgBr + KNO$_3$,
KCl + AgNO$_3$ = AgCl + KNO$_3$.
1 AgNO$_3$ = 1 KBr = 119,02,
1 AgNO$_3$ = 1 KCl = 74,56,
1 ccm $^1/_{10}$ n-Silbernitratlösung = 0,011902 g Kaliumbromid
oder = 0,007456 g Kaliumchlorid.
0,4 g reines Bromkali würden demnach erfordern 33,6 ccm $^1/_{10}$ n-Silbernitratlösung, und
0,4 g reines Chlorkali würden demnach erfordern 53,6 ccm $^1/_{10}$ n-Silbernitratlösung.
Ein Mehrverbrauch von 0,2 ccm $^1/_{10}$ n-Silbernitratlösung würde einer Verunreinigung von 1 p. c. Kaliumchlorid entsprechen.

Kalium jodatum.

Zur Gehaltsbestimmung von Jodkalium eignet sich die Methode von R. Berg (siehe auch Tinct. Jodi).

Etwa 0,2 g Jodkalium werden genau gewogen und in 50 ccm Wasser gelöst. Zu dieser Lösung setzt man 20 ccm Salzsäure, 10 ccm ca. $\frac{1}{2}$ n-Zyankalilösung[5]), und etwas Stärkelösung. Man titriert mit $^1/_{10}$ n-Kaliumbromatlösung, bis die durch den ersten Tropfen Bromatlösung verursachte Blaufärbung verschwunden ist. Gegen Schluß der Titration ist die Bromatlösung langsam tropfend zuzugeben.

Zur Kontrolle kann man die farblose Flüssigkeit mit $^1/_{10}$ n-Thiosulfatlösung titrieren, wobei der erste Tropfen Thiosulfatlösung Blaufärbung bewirkt. Bis zur Entfärbung muß dieselbe Menge Thiosulfatlösung verbraucht werden wie Bromatlösung bei der ersten Titration.

1 ccm $^1/_{10}$ n-$KBrO_3$ bzw. 1 ccm $^1/_{10}$ n-$Na_2S_2O_3$ = 0,008301 Kaliumjodid,

0,2 g KJ verbrauchen theoretisch 24,09 ccm $^1/_{10}$ n-Kaliumbromatbzw. $^1/_{10}$ n-Natriumthiosulfatlösung.

Kalium sulfoguajacolicum (Thiokol).

Durch das Erhitzen von guajakolsulfosaurem Kalium mit Merkuriazetat in essigsaurer Lösung entsteht Merkuriazeto-Guajakolkaliumsulfonat nach folgender Gleichung:

$$C_6H_3{<}^{OH}_{SO_3K}{-}O.CH_3 + Hg{<}^{COOCH_3}_{COOCH_3} = C_6H_2{<}^{OH}_{SO_3K}{-}O.CH_3 \atop Hg.COOCH_3 + CH_3COOH$$

Fügt man nun überschüssige $^1/_{10}$ n-Jodlösung hinzu, so wird eine dem aromatisch gebundenen Quecksilber bzw. dem vorhandenen Thiokol äquivalente Menge Jod gebunden:

$$C_6H_2{<}^{OH}_{SO_3K}{-}O.CH_3 \atop Hg.COOCH_3 + 2J = C_6H_2{<}^{OH}_{SO_3K}{-}O.CH_3 \atop J + Hg{<}^{COOCH_3}_{J}$$

$$Hg{<}^{COOCH_3}_{J} + 3 KJ = CH_3COOK + K_2HgJ_4.$$

Der Überschuß an Jod wird mit $^1/_{10}$ n-Thiosulfatlösung bestimmt.

1 J = $\frac{1}{2}$ Hg · Thiokol = $\frac{1}{2}$ Thiokol = 121,11,
1 ccm $^1/_{10}$ n-Jodlösung = 0,012111 g Thiokol.

Da Merkuriazetat leicht zersetzlich ist und die Zersetzungsprodukte Jod binden können, schreibt das Arzneibuch einen blinden Versuch vor.

Zweckmäßiger verfährt man nach der von E. Rupp (Archiv der Pharmazie 1918, S. 193) angegebenen Originalvorschrift und

---

[5]) Sehr wichtig ist die Verwendung eines gegen Kaliumpermanganat beständigen Zyankaliums: 10 ccm einer $\frac{1}{2}$ n-mit Schwefelsäure angesäuerten Zyankalilösung sollen mit 1 Tropfen $^1/_{10}$ n-Kaliumpermanganatlösung eine dauernde Rosafärbung geben.

nimmt an Stelle von Merkuriazetat 0,3 g gelbes Quecksilberoxyd und 2 ccm verdünnte Essigsäure.
Die zur Gehaltsbestimmung anzuwendende Menge Thiokol ist genau zu wägen.

Liquor Cresoli saponatus.

Durch den Schwefelsäurezusatz wird die Kresolseifenlösung, die eine Lösung von Kresolkalium und Kaliseife darstellt, zerlegt unter Freiwerden von Kresol und von Fettsäure. Das Kresol wird mit Wasserdampf abdestilliert, aus dem Destillat nach Aussalzen mit Natriumchlorid mit Petroläther ausgeschüttelt und nach Abdestillieren des Lösungsmittels gewogen. Die im Kolben zurückgebliebenen Fettsäuren werden ebenfalls mit Petroläther ausgeschüttelt und, nachdem dieser abdestilliert ist, gewogen.

Das bei der Gehaltsbestimmung erhaltene Kresol muß in Natronlauge löslich sein:

$$C_6H_4{<}^{CH_3}_{OH} + NaOH = H_2O + C_6H_4{<}^{CH_3}_{ONa}$$

und nach Ansäuern mit Salzsäure und, nachdem Natriumchlorid zur Herabsetzung der Löslichkeit hinzugefügt ist, nach der Formel

$$C_6H_4{<}^{CH_3}_{ONa} + HCl = NaCl + C_6H_4{<}^{CH_3}_{OH}$$

eine bestimmte Menge Kresol ergeben.

Magnesium peroxydatum.

Das Magnesiumperoxyd macht in saurer Lösung aus Kaliumjodid eine äquivalente Menge Jod frei, das mit $^1/_{10}$ n-Thiosulfatlösung bestimmt wird.

$$MgO_2 + 2\,KJ + 4\,HCl = 2\,J + 2\,KCl + MgCl_2 + 2\,H_2O.$$

1 Thiosulfat $= 1\,J = \frac{1}{2}\,MgO_2 = 28{,}16$,

1 ccm $^1/_{10}$ n-Thiosulfatlösung $= 0{,}002816$ g Magnesiumperoxyd.

Es ist darauf zu achten, daß die vom Arzneibuch vorgeschriebene Einwage von etwa 0,2 g nicht erheblich überschritten wird, da sonst Unterwerte infolge zu geringer Salzsäurekonzentration erhalten werden. Vgl. hierüber C. Wagner (Pharm. Ztg. 1927, S. 218).

Mel.

Die Prüfung auf Kunsthonig, Invertzucker (Fiehesche Reaktion) beruht darauf, daß bei der Inversion des Rohrzuckers mit starken Säuren Spuren der Fruktose in β-Oxy-δ-Methylfurfurol übergeführt werden, das mit Resorzin-Salzsäure intensive Kirschrotfärbung gibt.

$$\begin{array}{c} H.C{-}COH \\ \parallel\ \ \parallel \\ CH_3.C\ \ \ C.CHO \\ \diagdown\!\diagup \\ O \end{array} \quad \text{β-Oxy-δ-Methylfurfurol.}$$

Methylium salicylicum.

Die Gehaltsbestimmung beruht auf der Bestimmung der Esterzahl. Methylsalizylat wird mit überschüssiger ½ n-Kalilauge verseift und dadurch in salizylsaures Kalium und Methylalkohol zerlegt:

$$C_6H_4{<}{}^{OH}_{COOCH_3} + KOH = C_6H_4{<}{}^{OH}_{COOK} + CH_3OH.$$

Der Überschuß an Kalilauge wird mit ½ n-Salzsäure zurücktitriert. Der Verbrauch an Kalilauge ergibt den Gehalt an Methylsalizylat.
1 KOH = 1 Methylsalizylat = 152,06,
1 ccm ½ n-Kalilauge = 0,07603 g Methylsalizylat.

Narcophin.

Aus der Lösung des Narcophins wird das Narkotin durch Natriumazetat ausgefällt:
Narkotin-Mekonat + CH_3COONa = Narkotin + Natriummekonat + CH_3COOH.

Der Niederschlag wird mit Wasser bis zum Verschwinden der Essigsäurereaktion nachgewaschen und in überschüssiger $^1/_{10}$ n-Salzsäure gelöst. Der Überschuß an Salzsäure wird mit $^1/_{10}$ n-Kalilauge zurücktitriert.
1 ccm $^1/_{10}$ n-Salzsäure = 0,04132 g Narkotin.

Zur Bestimmung des Morphins wird in einem anderen Lösungsteil das Narkotin durch Kalziumhydroxyd ausgefällt. Nach dem Abfiltrieren des Niederschlages wird die das Morphin enthaltende Lösung mit Ammoniumchlorid versetzt. Durch das dadurch gebildete Ammoniak wird das Morphin ausgefällt. Durch Ausschütteln mit Essigäther, in dem Morphin unlöslich ist, werden geringe Mengen Narkotin, die noch etwa vorhanden sind, entfernt. Das so gereinigte Morphin wird in überschüssiger $^1/_{10}$ n-Salzsäure gelöst und der Überschuß an Salzsäure mit $^1/_{10}$ n-Kalilauge zurücktitriert.
1 ccm $^1/_{10}$ n-Salzsäure = 0,02852 g Morphin.

Natrium acetylarsanilicum. (Arsazetin.)

Die organische Substanz wird in schwefelsaurer Lösung mit Permanganat zerstört. Der Überschuß an Permanganat wird durch Oxalsäure beseitigt. Das in 5wertiger Form vorliegende Arsen macht aus dem zugesetzten Jodkalium eine äquivalente Menge Jod frei, die durch Titration mit $^1/_{10}$ n-Thiosulfatlösung bestimmt wird.

$$As_2O_5 + 4 KJ + 2 H_2SO_4 = As_2O_3 + 2 K_2SO_4 + 4 J + 2H_2O.$$

1 Thiosulfat = 1 J = $\frac{As_2O_5}{4}$ = ½ As = 37,48,

1 ccm $^1/_{10}$ n-Thiosulfatlösung = 0,003748 g Arsen.

Natrium bromatum.

Wertbestimmung wie bei Ammonium bromatum.
$$NaBr + AgNO_3 = AgBr + NaNO_3,$$
$$NaCl + AgNO_3 = AgCl + NaNO_3.$$
1 $AgNO_3$ = 1 NaBr = 102,92,
1 $AgNO_3$ = 1 NaCl = 58,46.
1 ccm $^1/_{10}$ n-Silbernitratlösung = 0,010292 g Natriumbromid
oder = 0,005846 g Natriumchlorid.

0,4 g reines Bromnatrium würden demnach erfordern 38,9 ccm
$^1/_{10}$ n-Silbernitratlösung,
0,4 g reines Chlornatrium würden demnach erfordern
68,4 ccm $^1/_{10}$ n-Silbernitratlösung.
Ein Mehrverbrauch von 0,3 ccm $^1/_{10}$ n-Silbernitratlösung
würde einer Verunreinigung mit 1 p. c. Natriumchlorid entsprechen.

Natrium jodatum.

Über Gehaltsbestimmung vgl. das bei Kal. jodat. Gesagte.
1 ccm $^1/_{10}$ n-Kaliumbromatlösung bzw. 1 ccm $^1/_{10}$ n-Thiosulfatlösung = 0,007496 g NaJ.

Natrium kakodylicum.

Die organische Substanz wird durch Permanganat in schwefelsaurer Lösung zerstört, wozu in diesem Falle längeres Erhitzen erforderlich ist, da die Kakodylsäure nur schwer angegriffen wird. Der Überschuß an Permanganat wird mit Oxalsäure entfernt. Das 5wertige Arsen macht aus dem zugesetzten Jodkalium Jod frei, das mit $^1/_{10}$ n-Thiosulfatlösung titriert wird.
$$As_2O_5 + 4\,KJ + 2\,H_2SO_4 = As_2O_3 + 2\,K_2SO_4 + 4\,J + 2\,H_2O.$$
1 Thiosulfat = 1 J = ¼ As_2O_5 = ½ As = 37,48,
1 ccm $^1/_{10}$ n-Thiosulfatlösung = 0,003748 g Arsen.
Das Reaktionsgemisch muß nach dem Permanganatzusatz **unbedingt die vorgeschriebene Zeit ohne Erwärmen stehen gelassen** werden, da sonst heftige Explosionen eintreten können (W. Brandt, Archiv d. Pharmazie 1926, S. 636).

Natrium nitrosum.

Zur Gehaltsbestimmung läßt man die Nitritlösung in eine bestimmte Menge angesäuerter $^1/_{10}$ n-Permanganatlösung fließen (nicht umgekehrt, da sich sonst salpetrige Säure verflüchtigen könnte). Das Nitrit wird unter Verbrauch einer entsprechenden Menge Permanganatlösung zu Nitrat oxydiert:
$$2\,KMnO_4 + 5\,NaNO_2 + 3\,H_2SO_4 = K_2SO_4 + 2\,MnSO_4 + 3\,H_2O + 5\,NaNO_3.$$
Das überschüssige Permanganat wird jodometrisch bestimmt:
$$2\,KMnO_4 + 8\,H_2SO_4 + 10\,KJ = 6\,K_2SO_4 + 2\,MnSO_4 + 8\,H_2O + 10\,J.$$
Zur Oxydation von 5 Mol. Natriumnitrit sind 2 Mol. Kaliumpermanganat erforderlich, die in 10 Liter n-Permanganatlösung = 100 000 ccm $^1/_{10}$ n enthalten sind. 1 ccm $^1/_{10}$ n-Permanganatlösung demnach = $\dfrac{5\,NaNO_2}{100\,000}$ = 0,00345 1g Natriumnitrit. Da Permanganat nur in geringem Überschuß angewendet wird, so wäge man zur Gehaltsbestimmung nicht mehr als 1 g Natrium nitrosum ab.

Nitroglycerinum solutum.

Die Wertbestimmung erfolgt durch Verseifung des Nitroglyzerins mit ½ n-alkokolischer Kalilauge. Die Verseifung erfolgt jedoch **nicht** in glatter Weise nach der Formel:
$$C_3H_5(ONO_2)_3 + 3\,KOH = C_3H_5(OH)_3 + 3\,KNO_3,$$

sondern zur Verseifung von 1 Mol. Nitroglyzerin sind 5 Mol. Kaliumhydroxyd notwendig, gemäß folgender Gleichung:

$$C_3H_5(ONO_2)_3 + 5\,KOH = KNO_3 + 2\,KNO_2 + HCOOK + CH_3COOK + 3\,H_2O.$$

Durch den Zusatz von Wasserstoffsuperoxyd wird das Nitrit zu Nitrat oxydiert. Nach erfolgter Verseifung wird der Überschuß an Kalilauge mit ½ n-Salzsäure zurücktitriert.

$$1\,KOH = \frac{C_3H_5(ONO_2)_3}{5} = 45{,}412,$$

1 ccm ½ n-Kalilauge = 0,022706 g Nitroglyzerin.

Olea aetherea.

Die Prüfung auf Phthalsäure- und andere fremde Ester beruht auf der Unlöslichkeit der Kaliumsalze der betreffenden Säuren in absolutem Alkohol. Die bei Nelken- und Rosenöl auch bei Abwesenheit dieser Ester auftretenden Ausscheidungen bestehen aus Eugenolkalium bzw. aus Stearopten und lösen sich beim Erwärmen wieder auf.

Oleum Carvi.

$$\begin{array}{c} C-CH_3 \\ HC\diagup\diagdown C:O \\ H_2C\diagdown\diagup CH_2 \\ CH \\ | \\ H_2C = C\,.\,CH_3 \end{array}$$

Karvon.

Das Karvon gibt in seiner Eigenschaft als Keton mit Natriumsulfit eine in Wasser lösliche Bisulfitverbindung, wobei gleichzeitig Natriumhydroxyd frei wird, das von Zeit zu Zeit mit Essigsäure neutralisiert werden muß, weil es sonst das Karvon wieder abscheiden und die Bestimmung so unmöglich machen würde. Die Menge des unangegriffenen, nicht aus Karvon bestehenden Öles wird gemessen.

Oleum Caryophylli.

$$\begin{array}{c} CH_2\,.\,CH:CH_2 \\ | \\ C \\ HC\diagup\diagdown CH \\ HC\diagdown\diagup C\,.\,OCH_3 \\ C \\ | \\ OH \end{array}$$

Eugenol.

Das Eugenol wird als Phenol von Natronlauge gelöst, gleichzeitig wird durch das Erhitzen das vorhandene Azeteugenol verseift und ebenfalls in Eugenolnatrium übergeführt. Das nicht aus Eugenol bestehende, ungelöst bleibende Öl wird gemessen.

Oleum Chenopodii anthelminthici.

$$\begin{array}{c} \text{C.CH}_3 \\ \text{H}_2\text{C} \diagup \text{O} \diagdown \text{CH} \\ | \quad \text{O} \quad | \\ \text{H}_2\text{C} \diagdown \text{O} \diagup \text{CH} \\ \text{C.CH(CH}_3)_2 \end{array}$$

Askaridol.

Der wirksame Bestandteil, das Askaridol, ist ein Peroxyd, das sich beim Erhitzen des Öles unter stürmischem Aufsieden evtl. unter Explosionserscheinungen zersetzt. Die hierbei auftretende gelbe bis braune Färbung gibt einen Anhalt für den Askaridolgehalt.

Oleum Citronellae.

$(CH_3)_2C=CH - CH_2 - CH_2 - C(CH_3)=CH - CH_2 \cdot OH$, Geraniol.
Durch das Erhitzen mit Essigsäureanhydrid und Natriumazetat wird der Essigester des Geraniols erhalten:
$$C_{10}H_{17}OH + CH_3COOH = CH_3COOC_{10}H_{17} + H_2O.$$
Beim Erwärmen mit Wasser wird das überschüssige Essigsäureanhydrid in Essigsäure übergeführt, die durch das nachfolgende Auswaschen ebenso wie das Natriumazetat entfernt wird. Nach dem Trocknen mit Natriumsulfat wird eine bestimmte Menge des Esters mit Kalilauge neutralisiert und mit überschüssiger ½ n-Kalilauge verseift.
$$CH_3COOC_{10}H_{17} + KOH = CH_3COOK + C_{10}H_{17}OH.$$
Aus der zur Verseifung verbrauchten Menge Kalilauge berechnet sich der Gehalt an Geraniol folgendermaßen:
Bei der Bildung des Essigesters nimmt 1 Mol. Geraniol um CH_3CO weniger 1 $H = 43 - 1 = 42$ g zu:
$$C_{10}H_{17}O \; \boxed{H + HO} \cdot CO \cdot CH_3.$$
Der bei der Verseifung angewandten Menge von ca. 1,5 g Ester entspricht daher eine Menge des ursprünglichen Geraniols, die für jedes Mol. Ester um 42 g kleiner ist. Zur Verseifung sollen mindestens 12,8 ccm ½ n-Kalilauge verbraucht werden. Nach der vorstehenden Gleichung entspricht
1 KOH = 1 $CH_3CO - H = 42$,
1 ccm ½ n-Kalilauge demnach 0,021 g Gewichtszunahme,
12,8 ccm ½ n-Kalilauge demnach $= 0,021 \cdot 12,8 = 0,2688$ g.
Diese 0,2688 g $CH_3CO - H$ müssen von der abgewogenen Menge Ester, in diesem Falle 1,5 g, abgezogen werden, um den Gehalt an Geraniol zu erfahren: 1,5000
$$\underline{- \; 0,2688}$$
1,2312

Nach derselben Gleichung entspricht aber auch
1 KOH = 1 Geraniol = 154,1,
1 ccm ½ n-KOH demnach 0,07705 g Geraniol, und
12,8 ccm ½ n-KOH entsprechen $0,07705 \cdot 12,8$ g Geraniol, die in 1,2312 g des Azetylproduktes, das aber außerdem noch die nicht

mit dem Essigsäureanhydrid in Reaktion getretenen Stoffe (Kohlenwasserstoffe usw.) enthält, vorhanden sind:
$$\frac{0{,}07705 \cdot 12{,}8 \cdot 100}{1{,}2312} = 80{,}1 \text{ p. c.}$$
Auf eine allgemeine Formel gebracht:
$$\text{Prozente} = \frac{0{,}07705 \cdot v \cdot 100}{a - (v \cdot 0{,}021)}, \text{ worin bedeuten:}$$
v = verbrauchte ccm $^1/_2$ n-Kalilauge,
a = abgewogene Menge Ester.

Oleum Menthae piperitae.

HC . CH$_3$
H$_2$C⟨ ⟩CH$_2$
H$_2$C⟨ ⟩CHOH
HC
|
H$_3$C . CH . CH$_3$
Menthol

Gehaltsbestimmung wie bei Oleum Citronellae.
$$C_{10}H_{19}OH + CH_3COOH = CH_3COOC_{10}H_{19} + H_2O.$$
1 KOH = 1 Menthol = 156,2,
1 ccm ½ n-Kalilauge = 0,0781 g Menthol
$$\text{Prozente} = \frac{0{,}0781 \cdot v \cdot 100}{a - (v \cdot 0{,}021)}.$$

Opium concentratum.

Die Bestimmung des Morphingehaltes erfolgt nach der Kalkmethode. Durch Kalziumhydroxyd werden sämtliche Alkaloide außer Morphin ausgefällt. Nach dem Abfiltrieren des Niederschlages wird die Morphinlösung mit Ammoniumchlorid versetzt. Durch das gebildete Ammoniak wird jetzt das Morphin gefällt. Die etwa noch in geringen Mengen vorhandenen Nebenalkaloide werden durch Ausschütteln mit Äther, in dem Morphin unlöslich ist, entfernt. Das Morphin wird nach dem Trocknen in einer bestimmten Menge $^1/_{10}$ n-Salzsäure gelöst, deren Überschuß mit $^1/_{10}$ n-Kalilauge zurückgemessen wird.

1 ccm $^1/_{10}$ n-Salzsäure = 0,02852 g Morphin, wobei noch eine Korrektur anzubringen ist.

Pastilli Hydrargyri bichlorati.

Das Quecksilberchlorid wird in bikarbonathaltiger Lösung von $^1/_{10}$ n-Natriumarsenitlösung, die im Überschuß zugesetzt ist, zu metallischem Quecksilber reduziert:
$$As_2O_3 + 2 \text{ HgCl}_2 + 8 \text{ KHCO}_3 = 2 \text{ Hg} + 4 \text{ KCl} + 8 \text{ CO}_2$$
$$+ 2 \text{ K}_2\text{HAsO}_4 + 3 \text{ H}_2O.$$
Der Überschuß an Arsenitlösung wird jodometrisch bestimmt
$$As_2O_3 + 4 \text{ J} + 2 \text{ H}_2O = As_2O_5 + 4 \text{ HJ},$$
$$HJ + KHCO_3 = KJ + CO_2 + H_2O.$$
1 J = ¼ As$_2$O$_3$ = ½ Hg = ½ HgCl$_2$ = 135,75,
1 ccm $^1/_{10}$ n-Natriumarsenitlösung = 0,013575 g Sublimat.

Da die Titration der arsenigen Säure in bikarbonathaltiger Lösung erfolgen muß, um eine Bildung von Natriumhypojodit bzw. Natriumjodat zu verhüten, wird das durch das Erhitzen von Kaliumbikarbonat nach der Gleichung:

$$2 \text{ KHCO}_3 \rightarrow \text{K}_2\text{CO}_3 + \text{CO}_2 + \text{H}_2\text{O}$$

entstandene Kaliumkarbonat durch Salzsäurezusatz wieder in Kaliumbikarbonat übergeführt:

$$\text{K}_2\text{CO}_3 + \text{HCl} = \text{KHCO}_3 + \text{KCl}.$$

Da praktisch nur der absolute, in einer Pastille vorhandene Sublimatgehalt von Bedeutung ist, und nicht das prozentuale Verhältnis zwischen Sublimat und Natriumchlorid, dürfte sich das Trocknen und Wägen der Pastillen zur Gehaltsbestimmung erübrigen. Man löst in diesem Falle 1 bzw. 2 Pastillen zu 100 ccm, wendet zu einer Bestimmung 20 ccm an und rechnet auf eine Pastille um. Vgl. auch Pharm. Ztg. 1926. S. 1310.

Pastilli Hydrargyri oxycyanati.

Gesamtquecksilberzyanid: Die Lösung wird zunächst nach Zusatz von Methylorange bis zum Farbenumschlag in Violett mit Normalsalzsäure titriert. Dadurch wird das Natriumbikarbonat neutralisiert und das als Bestandteil des Quecksilberoxyzyanids vorhandene Quecksilberoxyd in Quecksilberchlorid übergeführt. Nach Zusatz von Jodkalium wird mit n-Salzsäure wiederum bis zum Umschlag titriert, wobei folgende Umsetzungen stattfinden:

$$\text{Hg(CN)}_2 + \text{HgCl}_2 + 2 \text{ HCl} + 8 \text{ KJ} = 2 \text{ K}_2\text{HgJ}_4 + 4 \text{ KCl} + 2 \text{ HCN}$$
$$1 \text{ HCl} = \tfrac{1}{2} \text{ Hg(CN)}_2 = 126{,}3,$$
1 ccm n-Salzsäure $= 0{,}1263$ g Quecksilberzyanid.

Gesamtquecksilber: Das gesamte als Zyanid und Oxyd vorliegende Quecksilber wird mit Formaldehyd in alkalischer Lösung zu metallischem Quecksilber reduziert:

$$\text{HgO} + \text{NaOH} + \text{HCHO} = \text{Hg} + \text{HCOONa} + \text{H}_2\text{O}.$$

Nach dem Ansäuern mit Essigsäure wird das Quecksilber in einer gemessenen Menge $^1/_{10}$ n-Jodlösung gelöst:

$$\text{Hg} + 2 \text{ J} = \text{HgJ}_2.$$

Der Überschuß der Jodlösung wird mit $^1/_{10}$ n-Thiosulfatlösung zurücktitriert:

1 J $= \tfrac{1}{2}$ Hg $= 100{,}3$,
1 ccm $^1/_{10}$ n-Jodlösung $= 0{,}01003$ g Quecksilber.

Phenolum liquefactum.

An Stelle einer exakten Gehaltsbestimmung ist die etwas abgeänderte empirische Methode des D. A.-B. 4 aufgenommen. Sie beruht darauf, daß eine bestimmte Menge Phenol mit einer entsprechenden Menge Wasser ein lösliches Hydrat ($C_6H_5OH \cdot 2 H_2O$) bildet. Verdünnt man nun mit viel Wasser, so darf nur eine „opalisierende Trübung", jedoch keine „Trübung", die auf Beimengungen von Kresolen schließen läßt, entstehen.

Phosphorus solutus.

Phosphor und Jod reagieren in Gegenwart von Wasser miteinander unter Bildung von phosphoriger Säure und Jodwasserstoff.

$$P + 3 J = PJ_3,$$
$$PJ_3 + 3 H_2O = H_3PO_3 + 3 HJ.$$

Der Überschuß an Jod wird durch Thiosulfat gebunden und hierauf phosphorige Säure (zweibasisch) und Jodwasserstoff durch Titration mit $^1/_{10}$ n-Kalilauge bestimmt.

$$H_3PO_3 + 3 HJ + 5 KOH = K_2HPO_3 + 3 KJ + 5 H_2O.$$

$$1 \text{ KOH} = \frac{H_3PO_3}{5} = \frac{P}{5} = 6{,}21,$$

1 ccm $^1/_{10}$ n-Kalilauge = 0,000621 g Phosphor.

Die bei der zweiten Titration einer gleichen Menge Phosphorlösung, jedoch ohne Jodbehandlung, verbrauchten ccm $^1/_{10}$ n-Kalilauge sind vor der Berechnung von der bei der ersten Titration erhaltenen Zahl abzuziehen; sie sind durch die ursprünglich vorhandene Azidität des Lösungsmittels und allmähliche Oxydation des Phosphors zu phosphoriger Säure bedingt.

Durch den Natriumchloridzusatz wird die Hydrolyse des Kaliumphosphits zurückgedrängt und so ein schärferer Umschlag erzielt. Phosphor solutus nach D. A. B. 6 hergestellt, trübt sich unter Abscheidung von Phosphor, vgl. F. Bohrisch, Pharm. Ztg. 1927, S. 863 u. J. Gadamer, Pharm. Ztg. 1927, S. 881.

Radix Ipecacuanhae.

Die Alkaloide wird durch Ammoniak freigemacht und mit Äther ausgeschüttelt. Zur Klärung der Mischung wird Wasser zugesetzt und die Ätherlösung eingedampft, um vorhandene Ammoniakspuren zu verjagen. Der Rückstand wird nach dem Lösen in Alkohol mit überschüssiger $^1/_{10}$ n-Salzsäure versetzt. Der Überschuß der Salzsäure wird mit $^1/_{10}$ n-Kalilauge bestimmt. 1 ccm $^1/_{10}$ n-Salzsäure = 0,02482 g Emetin.

Rhizoma Filicis.

Extraktbestimmung: Die Droge wird mit Äther extrahiert und nach dem Verdunsten des Lösungsmittels das Extrakt getrocknet und gewogen.

Rohfilizin: Durch Schütteln mit Barytwasser wird das Aspidinolfilizin in eine wasserlösliche Bariumverbindung übergeführt, während Fett, Harz, Chlorophyll usw. im Äther gelöst bleiben und von der wässerigen Schicht getrennt werden. Durch Salzsäurezusatz wird das Aspidinolfilizin aus der Bariumverbindung freigemacht, mit Äther ausgeschüttelt und nach dem Abdestillieren des Äthers gewogen. Vgl. die Angaben bei Extr. Filicis.

Rhizoma Hydrastis.

Die Alkaloide werden mit Ammoniak freigemacht und mit Äther ausgeschüttelt. Durch Petroleumbenzin wird das Berberin gefällt. Die Lösung wird durch geringen Wasserzusatz geklärt und eingeengt. Der Rückstand wird in überschüssiger $^1/_{10}$ n-Salzsäure gelöst und mit $^1/_{10}$ n-Kalilauge der Überschuß an Salzsäure zurücktitriert.

1 ccm $^1/_{10}$ n-Salzsäure = 0,03832 g Hydrastin.

Secale cornutum.

Durch den Zusatz von Magnesiumoxyd werden die Alkaloide, soweit sie gebunden vorliegen, in Freiheit gesetzt. Beim nachfolgenden Ausschütteln mit Äther gehen sie, ebenso wie das im Mutterkorn enthaltene Fett, in diesen über und werden dann der ätherischen Lösung durch Ausschütteln mit salzsäurehaltigem Wasser entzogen. Aus dieser Lösung werden sie mit Soda gefällt, abfiltriert und nach dem Auswaschen in überschüssiger $^1/_{10}$ n-Salzsäure gelöst. Der Überschuß an Salzsäure wird durch Titration mit $^1/_{10}$ n-Kalilauge ermittelt. Für die Berechnung der wasserunlöslichen Mutterkornalkaloide ist ein mittleres Molekulargewicht von 600 zugrunde gelegt.

1 ccm $^1/_{10}$ n-Salzsäure = 0,0600 g Alkaloide.

Die durch diese Methode erfaßten wasserunlöslichen Mutterkornalkaloide sollen nach J. Gadamer und E. Neuhoff (Archiv d. Pharmazie 1926, S. 550) sein:

Ergotamin Mol.-Gew. 581,3
Ergotoxin ,, 627,4
Ergotinin ,, 609,4

Semen Arecae.

Die Alkaloide werden durch Ammoniak in Freiheit gesetzt und mit Äther ausgeschüttelt. Das Wasser wird dem Gemisch mit Natriumsulfat entzogen und die ätherische Lösung mit Talk geklärt. Zur Entfernung von evtl. vorhandenem Ammoniak wird die Lösung zum Teil eingedampft und durch Ausschütteln mit einer gemessenen Menge $^1/_{10}$ n-Salzsäure entzogen ihr die Alkaloide entzogen. Durch Rücktitration mit $^1/_{10}$ n-Kalilauge wird die Menge der an Salzsäure gebundenen Alkaloide, die auf Arekolin (Mol.-Gew. 155,11) berechnet werden, ermittelt.

1 ccm $^1/_{10}$ n-Salzsäure = 0,015511 g Arekolin.

Semen Colchici.

$$\begin{array}{c}
\text{O.CH}_3 \\
| \\
\text{C} \\
\text{HC} \diagup \diagdown \text{C.OCH}_3 \\
\text{C} \quad || \\
\text{H}_2\text{C} \diagup \diagup \text{C.OCH}_3 \\
\text{H}_3\text{C} \diagdown \text{C} \; \text{C} \\
\text{HN} \diagup \text{C} \diagdown \text{CH} \\
\text{OC} | \text{HC} \diagdown \text{C:O} \\
\text{CH}_3 \; || \\
\text{C} \\
\text{H.C.OCH}_3
\end{array}$$

Kolchizin (Säureamid)

Das Kolchizin wird der Droge durch Extraktion mit warmem Wasser entzogen. Die filtrierte Lösung wird mit Bleiessig versetzt, durch den die übrigen vorhandenen Extraktivstoffe gefällt werden, während das Alkaloid in Lösung bleibt. Der Bleiüberschuß wird durch Ausfällen mit Natriumphosphat entfernt und das Kolchizin mit Chloroform ausgeschüttelt, wobei der Natriumchloridzusatz ein leichteres Übergehen in das Chloroform bewirkt. Nach dem Verdunsten des Lösungsmittels wird das zurückbleibende Kolchizin gewogen.

Semen Strophanthi.

Das Glykosid wird aus dem Samen mit siedendem Alkohol extrahiert. Aus der alkoholischen Lösung wird das Strophanthin wieder durch Petroleumbenzin gefällt. Um noch vorhandene Extraktivstoffe zu entfernen wird der Niederschlag in Wasser gelöst und mit Bleiessig versetzt. Das Filtrat wird durch Einleiten von Schwefelwasserstoff entbleit, die so gereinigte Lösung auf ein kleines Volumen eingedampft und zur Kristallisation stehen gelassen. Nachdem die Mutterlauge abgegossen ist, wird der Rückstand getrocknet und gewogen.

Semen Strychni.

Die Alkaloide werden mit Natriumkarbonat freigemacht und mit Äther-Chloroform ausgeschüttelt. Sie werden nach dem Abtrennen der wässerigen Schicht der Äther-Chloroformlösung durch eine gemessene Menge $^1/_{10}$ n-Salzsäure entzogen. Der Überschuß an Salzsäure wird mit $^1/_{10}$ n-Kalilauge zurücktitriert. Bei der Berechnung wird, unter der Annahme, daß Strychnin und Bruzin zu gleichen Teilen vorhanden sind, ein mittleres Molekulargewicht von 364,2 zugrunde gelegt.

1 ccm $^1/_{10}$ n-Salzsäure = 0,03642 g Alkaloide.

Sirupus Ferri oxydati.

Durch das Erhitzen mit Schwefelsäure wird das Eisensaccharat zerlegt unter Bildung von Eisensulfat, das mit Permanganat zu Ferrisulfat oxydiert wird. Der Überschuß an Permanganat wird durch den in der Lösung vorhandenen Zucker reduziert. Das Ferrisulfat macht aus dem zugesetzten Jodkalium eine äquivalente Menge Jod frei, die mit $^1/_{10}$ n-Thiosulfatlösung bestimmt wird.

$$Fe_2(SO_4)_3 + 2 KJ = 2 FeSO_4 + K_2SO_4 + 2 J.$$
1 Thiosulfat = 1 J = 1 Fe = 55,84,
1 ccm $^1/_{10}$ n-Thiosulfatlösung = 0,005584 g Eisen.

Spiritus Formicarum.

Der Gehalt an freier Ameisensäure wird durch Titration mit n-Kalilauge ermittelt:

$$HCOOH + KOH = HCCOK + H_2O.$$
1 KOH = 1 HCOOH = 46,02,
1 ccm n-Kalilauge = 0,04602 g Ameisensäure.

Zur Bestimmung der als Ameisensäureaethylester gebundenen Ameisensäure wird die zum Verseifen des Esters nötige Menge n-Kalilauge festgestellt.

$$HCOOC_2H_5 + KOH = HCOOK + C_2H_5OH.$$

Der Gesamtverbrauch an Kalilauge ergibt, da bei beiden Titrationen 1 KOH = 1 HCOOH ist, den Gesamtgehalt an Ameisensäure.

Theobromino-natrium salicylicum.

Das Theobrominnatriumsalizylat ist ein Doppelsalz des Theobrominnatriums mit salizylsaurem Natrium. Durch die Titration mit Salzsäure wird das Theobrominnatrium zerlegt unter Abscheiden von freiem Theobromin:

$$C_7H_7NaN_4O_2 + HCl = NaCl + C_7H_8N_4O_2.$$

1 HCl = 1 Theobromin = 180,1,
1 ccm $^1/_{10}$ n-Salzsäure = 0,01801 g, und
12,3 − 12,7 ccm $^1/_{10}$ n-Salzsäure = 0,2214 − 0,2286 g Theobromin.
Das Theobromin wird nach dem Absitzen auf einem Filter gesammelt und nach dem Trocknen gewogen. Man erhält bei der gravimetrischen Bestimmung infolge der Löslichkeit des Theobromins ein etwas zu niedriges Resultat.

Tinctura Cantharidum.

Das Azeton wird abdestilliert und der Rückstand mit Chloroform-Äther aufgenommen. Die Lösung wird mit Natriumsulfat entwässert und vorsichtig eingedampft, um Verluste an dem leicht flüchtigen Kantharidin zu vermeiden. Der Rückstand wird mit Petroläther, in dem Kantharidin unlöslich ist, entfettet und nach dem Trocknen gewogen.

Tinctura Chinae.

Die Alkaloide werden durch Salzsäurezusatz in Chloride übergeführt, nach dem Eindampfen der Tinktur mit Natronlauge freigemacht und mit Äther-Chloroform ausgeschüttelt. Die Lösung wird mit Traganth geklärt und das Lösungsmittel entfernt. Der Rückstand wird in Alkohol gelöst und mit $^1/_{10}$ n-Salzsäure titriert. Zur Berechnung ist das mittlere Molekulargewicht von Chinin (324,2) und von Cinchonin (294,2) zugrunde gelegt.

$$\tfrac{1}{2}(324,2 + 294,2) = 309,2$$

1 ccm $^1/_{10}$ n-Salzsäure = 0,03092 g Alkaloide.

Tinctura Chinae composita.

Gehaltsbestimmung wie bei Tinctura Chinae.

Tinctura Colchici.

Die Tinktur wird durch Eindampfen vom Alkohol befreit und nach dem Verdünnen mit Wasser mit Bleiessig versetzt. Hierdurch fallen die Extraktivstoffe aus, während Kolchizin gelöst bleibt. Nach dem Abfiltrieren des Niederschlages wird der Bleiüberschuß mit Natriumphosphat entfernt und das so gereinigte Filtrat mit Chloroform ausgeschüttelt. Der Zusatz von Natriumchlorid setzt die Löslichkeit des Kolchizins in der wässerigen Flüssigkeit herab und erleichtert das Übergehen in das Chloroform. Der nach dem Verdampfen des Lösungsmittels verbleibende Rückstand wird gewogen.

Tinctura Ipecacuanhae.

Nach Eindampfen der Tinktur werden die Alkaloide mit Ammoniak in Freiheit gesetzt und mit Äther ausgeschüttelt. Zur Klärung wird Traganth zugegeben und der Äther abdestilliert. Der Rückstand wird nach dem Lösen in Alkohol mit überschüssiger $^1/_{10}$ n-Salzsäure versetzt und durch Titration mit $^1/_{10}$ n-Kalilauge die Zahl der zur Neutralisation der vorhandenen Alkaloide verbrauchten ccm $^1/_{10}$ n-Salzsäure ermittelt:
1 ccm $^1/_{10}$ n-Salzsäure = 0,02482 g Emetin.

Tinctura Jodi.

Freies Jod: Zur Bestimmung wird die Tinktur mit $^1/_{10}$ n-Thiosulfatlösung titriert.
$$2 J + 2 Na_2S_2O_3 = 2 NaJ + Na_2S_4O_6.$$
1 Thiosulfat = 1 J = 126,92.
1 ccm $^1/_{10}$ n-Thiosulfatlösung = 0,012692 g Jod.

Kaliumjodid: Zur Bestimmung des Kaliumjodids wird das Jod hieraus durch Oxydation mit Permanganat in saurer Lösung in Freiheit gesetzt und in Chloroform gelöst:
$$2 KMnO_4 + 10 KJ + 8 H_2SO_4 = 2 MnSO_4 + 6 K_2SO_4 + 8 H_2O + 10 J.$$
Der Überschuß an Permanganat wird mit Oxalsäure entfernt:
$$2 KMnO_4 + 5 (COOH)_2 + 3 H_2SO_4 = 10 CO_2 + 2 MnSO_4 + K_2SO_4 + 8 H_2O.$$
Durch Titration mit $^1/_{10}$ n-Thiosulfatlösung wird der Gesamtgehalt an Jod bestimmt. Nach Abzug der bei der ersten Titration verbrauchten Anzahl ccm $^1/_{10}$ n-Thiosulfatlösung vom Gesamtverbrauch ergibt sich der Gehalt an Kaliumjodid:
1 Thiosulfat = 1 KJ = 166,02,
1 ccm $^1/_{10}$ n-Thiosulfatlösung = 0,016602 g Jodkalium.

Um nach der Arzneibuchvorschrift richtige Werte zu erhalten, muß man ca. 0,2 g Mangansulfat als Reaktionsbeschleuniger zusetzen. Immerhin bleibt der Nachteil der doppelten Einwage bestehen.

Man bedient sich zweckmäßig der Methode von R. Berg (Ztschr. f. analyt. Chemie, 1926, Band 69, S. 1) in der Ausführungsvorschrift von H. Matthes u. G. Brause (Pharm. Ztg. 1927, S. 519), die auch den Vorteil nur einmaliger Einwage bietet.

Etwa 2 g Jodtinktur werden genau gewogen, mit 50 ccm Wasser, 20 ccm 25proz. Salzsäure, 10 ccm etwa ½ n-Zyankalilösung (hergestellt durch Lösen von 3,3 g ganz chemisch reinem Zyankali zu 100 ccm Wasser), und etwas Stärkelösung versetzt und bis zur Entfärbung mit $^1/_{10}$ n-Kaliumbromatlösung titriert, und zwar gibt man die Bromatlösung gegen Schluß der Titration so langsam tropfend zu, daß pro Sekunde etwa 1 Tropfen einfällt. Eine etwa bei zu schnellem Titrieren auftretende rötlich violette Färbung der Stärke geht bei kurzem Warten in reines Blau über.

Hierauf titriert man mit $^1/_{10}$ n-Natriumthiosulfatlösung wiederum auf farblos, denn der erste einfallende Tropfen der Natriumthiosulfatlösung bewirkt Blaufärbung der Stärke, weil durch Wechselwirkung des Natriumthiosulfats mit Jod etwas Jodnatrium gebildet wird, das mit Jodzyan sofort eine Blaufärbung der Stärke hervorruft, die erst beim geringsten Überschuß von Natriumthiosulfat wieder verschwindet.

Berechnung:

Ist a die Anzahl der verbrauchten ccm $^1/_{10}$ n-Kaliumbromatlösung, b die Anzahl ccm $^1/_{10}$ n-Natriumthiosulfatlösung und c die abgewogene Menge Jodtinktur, so ergibt sich der Prozentgehalt der Jodtinktur an Jod und Jodkali nach den Formeln

$$\text{Prozente Jod} = \frac{(b-a) \cdot 1{,}2692}{c},$$

$$\text{Prozente Jodkali} = \frac{\left(a - \frac{b}{2}\right) \cdot 1{,}6602}{c}$$

Die bei der Bestimmung des Jods und des Jodids nach diesem Verfahren sich abspielenden Reaktionen sind folgende:

Jod reagiert mit Zyanwasserstoff nach der Gleichung:

$$J_2 + HCN = JCN + HJ.$$

Oxydiert man Jodwasserstoff bei Gegenwart von Salzsäure und Zyanwasserstoff mit Kaliumbromat, so wird das gesamte Jod in Jodzyan übergeführt:

$$HBrO_3 + 3\,HJ + 3\,HCN = 3\,JCN + HBr + 3\,H_2O.$$

Das Jodzyan läßt sich mit Natriumthiosulfat titrieren nach der Gleichung;

$$JCN + 2\,Na_2S_2O_3 = NaJ + NaCN + Na_2S_4O_6.$$

Für die Umsetzung des freien Jods der Jodtinktur D. A.-B. 6 bei Verwendung von Bromsäure ergibt sich somit folgende Gleichung:

$$3\,J_2 + 6\,HCN + HBrO_3 = 6\,JCN + HBr + 3\,H_2O,$$
$$6\,JCN + 12\,Na_2S_2O_3 = 6\,NaJ + 6\,NaCN + 6\,Na_2S_4O_6.$$

Für die Umsetzung des Jodids der Jodtinktur D. A.-B. 6 gilt dagegen folgende Gleichung:

$$3\,HJ + HBrO_3 + 3\,HCN = 3\,JCN + HBr + 3\,H_2O,$$
$$3\,JCN + 6\,Na_2S_2O_3 = 3\,NaJ + 3\,NaCN + 3\,Na_2S_4O_6.$$

Es ist also äquivalent:

1 J = $^1/_6$ $HBrO_3$ = 2 $Na_2S_2O_3$ (freies Jod der Jodtinktur),
1 J (Ion) = $^1/_3$ $HBrO_3$ = 2 $Na_2S_2O_3$ (Jod-Ion des Kaliumjodids der Jodtinktur).

Somit entsprechen:

1 J = 1 · 10 000 ccm $^1/_{10}$ n-$KBrO_3$ = 2 · 10 000 ccm $^1/_{10}$ n-$Na_2S_2O_3$.
1 J (Ion) = 2 . 10 000 ccm $^1/_{10}$ n-$KBrO_3$ = 2 . 10 000 ccm $^1/_{10}$ n-$Na_2S_2O_3$, oder

$^1/_{10\,000}$ J = 1 ccm $^1/_{10}$ n-$KBrO_3$ = 2 ccm $^1/_{10}$ n-$Na_2S_2O_3$,
$^1/_{10\,000}$ Jion = 2 ccm $^1/_{10}$ n-$KBrO_3$ = 2 ccm $^1/_{10}$ n-$Na_2S_2O_3$.

Bezeichnet man bei der Titration die Anzahl der verbrauchten Kubikzentimeter $^1/_{10}$ n-Kaliumbromatlösung mit a und die der $^1/_{10}$ n-Natriumthiosulfatlösung mit b, so errechnet sich der Gehalt an Jod bzw. Jodion in folgender Weise: Die Jodmenge, ausgedrückt in ccm $^1/_{10}$ n-Lösung sei x, die Jodionmenge, ebenfalls ausgedrückt in ccm $^1/_{10}$ n-Lösung sei y.

$$x + 2y = a$$
$$2x + 2y = b$$

Die Auflösung dieser Gleichungen nach x und y ergibt

$$x = b - a$$
$$y = a - \frac{b}{2} \text{ oder}$$

die vorhandene Menge freies Jod $= (b - a) \dfrac{J}{10\,000}$,

,, ,, ,, Jodion $= \left(a - \dfrac{b}{2}\right) \dfrac{J}{10\,000}$,

,, ,, ,, Jodkali $= \left(a - \dfrac{b}{2}\right) \dfrac{KJ}{10\,000}$.

Sehr wichtig ist die Verwendung eines gegen Kaliumpermanganat beständigen Zyankaliums: 10 ccm einer $^1/_2$ n-mit Schwefelsäure angesäuerten Zyankalilösung sollen mit 1 Tropfen $^1/_{10}$ n-Kaliumpermanganatlösung eine dauernde Rosafärbung geben.

Tinctura Strophanthi.

Zur Entfernung des Alkohols wird die Tinktur eingedampft und der Rückstand mit Wasser aufgenommen. Durch Zusatz von Bleiessig werden die fremden Extraktivstoffe gefällt. Das Filtrat wird durch Einleiten von Schwefelwasserstoff vom Blei befreit, auf ein kleines Volumen eingedampft und zur Kristallisation stehen gelassen. Nachdem die Mutterlauge abgegossen ist, wird der Rückstand getrocknet und gewogen.

Tinctura Strychni.

Gehaltsbestimmung wie bei Extractum Strychni.

Reagenzien.

Ammoniummolybdatlösung.

Ammoniummolybdat dient zum Nachweis von Phosphorsäure, mit der es in salpetersaurer Lösung einen gelben Niederschlag von Ammoniumphosphormolybdat gibt, der in Alkalien und Ammoniak löslich ist:

$H_3PO_4 + 12\,(NH_4)_2MoO_4 + 21\,HNO_3 = [(NH_4)_3PO_4 \cdot 12\,MoO_3]$
$\quad + 21\,NH_4NO_3 + 12\,H_2O.$

Arsensäure gibt eine ähnliche Reaktion.

Chloraminlösung.

Zum Nachweis der Halogene wird an Stelle von Chlorwasser Chloramin verwendet, das in saurer Lösung wie Chlorwasser wirkt. Formulierung siehe unter „Chloramin".

Natriumhypophosphitlösung.

Zum Nachweis von Arsen wird Natriumhypophosphit [6]) benutzt, das in salzsaurer Lösung Arsenverbindungen unter Abscheidung von elementarem Arsen reduziert:

$$As_2O_3 + 3\,NaH_2PO_2 = 3\,NaH_2PO_3 + 2\,As,$$
$$As_2O_5 + 5\,NaH_2PO_2 = 5\,NaH_2PO_3 + 2\,As.$$

Bei Ferrum pulv., Ferrum reductum und Liquor Ferri sesquichl. gibt man zweckmäßig zu der Mischung der zu untersuchenden Flüssigkeit mit Natriumhypophosphit 0,5 g krist. Zinnchlorür hinzu (G. Brause, Pharm. Ztg. 1926, S. 1398), wodurch die braune Farbe der Eisenchloridlösung, die das Erkennen der Reaktion erschwert, verschwindet und die Empfindlichkeit gesteigert wird. Andernfalls kann der Arsengehalt dieser Präparate etwa 50 mal größer sein als D. A.-B. 5 gestattete.

Natriumkobaltinitritlösung.

Natriumkobaltinitrit [7]) gibt mit Kaliumion in neutraler und schwach essigsaurer Lösung eine Trübung bzw. einen Niederschlag von Kaliumkobaltinitrit:

$$Na_3Co(NO_2)_6 + 3\,KCl = K_3Co(NO_2)_6 + 3\,NaCl.$$

Ammoniumsalze dürfen nicht zugegen sein, da auch sie eine Fällung hervorrufen.

Natriumsulfidlösung.

An Stelle des leicht zersetzlichen Schwefelwasserstoffwassers wird zum Nachweis von Schwermetallen eine Natriumsulfidlösung verwendet, die zur Erhöhung der Haltbarkeit einen Zusatz von Glyzerin erhält. Die Beobachtungsdauer ist auf eine halbe Minute beschränkt, um Verwechslungen mit später ausfallendem Schwefel zu vermeiden.

Volumetrische Lösungen.

Berechnung des Faktors von volumetrischen Lösungen.

Das Arzneibuch verlangt keine genau normalen Lösungen, sondern nur etwa normale Lösungen, deren Wirkungswert oder Faktor aber bekannt sein muß. Der Faktor ist die Zahl, mit der man die verbrauchten oder angewandten ccm der betreffenden ca. n-Lösung multiplizieren muß, um sie auf ccm einer genau normalen Lösung umzurechnen.

---

[6]) J. Thiele, Lieb. Annal. 1891, S. 55. G. Looff, Apoth.-Ztg. 1890, S. 263 und Pharm. Zentralh. 1890, S. 392 und 699.
[7]) L. L. de Koninck, Ztschr. f. anal. Chem. 1881, S. 390. E. Biilmann, Ztschr. f. anal. Chem. 1900, S. 284.

— 39 —

Beispiel: Zur Titration von 20 ccm einer genau $^1/_{10}$ n-Natriumchloridlösung werden 19,6 ccm ca. $^1/_{10}$ n-Silbernitratlösung verbraucht. Der Faktor der Silbernitratlösung ist dann $\frac{20}{19,6}$ = 1,0204. Benutzt man nun diese Silbernitratlösung (F. 1,0204) zu irgend einer Gehaltsbestimmung, z. B. von Natrium bromatum, und verbraucht hierbei 38,3 ccm, so sind 38,3 · 1,0204 = 39,08 ccm $^1/_{10}$ n-Silbernitratlösung in Rechnung zu setzen.

Normal-Kalilauge.

An Stelle von Normal-Kalilauge benutzt man vorteilhafter Normal-Natronlauge, die billiger und leichter karbonatfrei darzustellen ist.

Hierzu bereitet man sich nach E. Rupp (Apoth.-Ztg. 1924, S. 1615) aus gleichen Teilen Natriumhydroxyd und Wasser eine konzentrierte Lösung, gießt nach dem Absetzen vom ausgefallenen Natriumkarbonat ab, verdünnt 65 ccm mit ausgekochtem Wasser zu 1 Liter und stellt gegen Normalsalzsäure ein.

Zur Herstellung einer $^1/_{10}$ n-Natronlauge verdünnt man 7 ccm der konzentrierten Natriumhydroxydlösung zu 1 Liter und stellt gegen $^1/_{10}$ n-Salzsäure ein.

$^1/_{10}$ n-Kaliumpermanganatlösung.

Die Einstellung der Lösung erfolgt jodometrisch. Kaliumpermanganat macht in saurer Lösung aus Jodid eine äquivalente Menge Jod frei, das mit $^1/_{10}$ n-Thiosulfatlösung bestimmt wird:
$KMnO_4 + 5 KJ + 4 H_2SO_4 = 3 K_2SO_4 + MnSO_4 + 4 H_2O + 5 J$,
$2 J + 2 Na_2S_2O_3 = 2 NaJ + Na_2S_4O_6$.

$^1/_{10}$ n-Natriumarsenitlösung.

Die Einstellung mit $^1/_{10}$ n-Jodlösung beruht darauf, daß 3wertiges Arsen durch Jod in bikarbonathaltiger Lösung quantitativ zu 5wertigem Arsen oxydiert wird:
$As_2O_3 + 4 J + 2 H_2O = As_2O_5 + 4 HJ$,
$4 HJ + 4 NaHCO_3 = 4 NaJ + 4 CO_2 + 4 H_2O$.

Die im Arzneibuch angegebene Formel für die Berechnung des Faktors ist nicht richtig, sondern muß lauten:

$$FAs_4O_6 = F_J \cdot \frac{\text{verbrauchte Anzahl ccm } ^1/_{10}\text{ n-Jodlösung}}{20}$$

Da der Wirkungswert dieser alkalischen Arsenitlösung rasch abnimmt, empfiehlt es sich nach L. W. Winkler (Pharm. Zentralh. 1925, S. 213), eine mit Schwefelsäure schwach angesäuerte und dann haltbare Lösung zu benutzen. Vgl. Mohr, Komm. z. Preuß. Pharmakopoe 1863, S. 14.

$^1/_{10}$ n-Natriumthiosulfatlösung.

Um die Haltbarkeit der leicht zersetzlichen Lösung zu erhöhen, verwendet man zur Herstellung ausgekochtes Wasser, dem man auf ein Liter 0,2 g Natriumkarbonat zusetzt.

Die Einstellung der Lösung erfolgt jodometrisch. Kaliumdichromat macht in saurer Lösung aus Jodid eine äquivalente Menge Jod frei, das eine entsprechende Menge Thiosulfat verbraucht:

$K_2Cr_2O_7 + 6\,KJ + 14\,HCl = 6\,J + 8\,KCl + 2\,CrCl_3 + 7\,H_2O$,
$6\,J + 6\,Na_2S_2O_3 = 6\,NaJ + 3\,Na_2S_4O_6$.

Die bei der Ermittlung des Faktors zu benutzende Zahl 8,16 ergibt sich aus folgender Überlegung:

$$1\,Na_2S_2O_3 = 1\,J = \frac{K_2Cr_2O_7}{6} = \frac{294{,}22}{6} = 49{,}037.$$

Das Normalgewicht von Kaliumdichromat ist also 49,037 und 1 l $^1/_{10}$ n-Kaliumdichromatlösung enthält 4,9037 g Kaliumdichromat.

2,4518 g $K_2Cr_2O_7$ entsprechen 500 ccm $^1/_{10}$ n-Kaliumdichromatlösung = 500 ccm Natriumthiosulfatlösung.

$$1\,g\,K_2Cr_2O_7 = \frac{500}{2{,}4518}\,ccm,$$

sind a g abgewogen demnach $\frac{500\cdot a}{2{,}4518}$ ccm.

Zur Titration werden 20 ccm der Lösung (a g/500) angewandt, die $\frac{500\cdot a}{2{,}4518\cdot 25}$ ccm $^1/_{10}$ n-Thiosulfatlösung entsprechen.

$\frac{500\cdot a}{2{,}4518\cdot 25} = 8{,}157\,a$ oder abgekürzt 8,16 a.

Einfacher ist es, durch Auflösen von 4,9037 g Kaliumdichromat zu 1 Liter eine $^1/_{10}$ n-Kaliumdichromatlösung herzustellen, die lange haltbar ist, und bei deren Anwendung man sich die Berechnung des Faktors vereinfacht.

Normal-Salzsäure.

Zur Herstellung sind nicht, wie im Arzneibuch angegeben, 150 ccm sondern 150 g bzw. 135 ccm Salzsäure zu 1 Liter aufzufüllen.

Die bei der Bestimmung des Faktors anzuwendende Zahl 9,99 errechnet sich folgendermaßen:

$$\underset{100{,}11}{KHCO_3} + HCl = KCl + CO_2 + H_2O.$$

Das Normalgewicht von Kaliumbikarbonat ist also gleich dem Molekulargewicht = 100,11.

100,11 g Kaliumbikarbonat entsprechen 1000 ccm n-Salzsäure,

1 g Kaliumbikarbonat demnach $\frac{1000}{100{,}11} = 9{,}99$ ccm n-Salzsäure,

a g „ „ 9,99 . a ccm n-Salzsäure.

$^1/_{10}$ n-Salzsäure.

Es ist unbedingt notwendig, den Faktor einer durch Verdünnen von Normal-Salzsäure hergestellten $^1/_{10}$ n-Salzsäure festzustellen.

MIX
Papier aus verantwortungsvollen Quellen
Paper from responsible sources
FSC® C105338

If you have any concerns about our products,
you can contact us on
ProductSafety@springernature.com

In case Publisher is established outside the EU,
the EU authorized representative is:
**Springer Nature Customer Service Center GmbH
Europaplatz 3, 69115 Heidelberg, Germany**

Printed by Libri Plureos GmbH
in Hamburg, Germany